U0201149

The Brain Fog Fix

脑雾修复

唤回你的注意力、记忆力与喜悦
有健忘、失神等症状的人，特别适用！

[美] 麦克·道
Mike Dow —— 著

刘又菘 —— 译

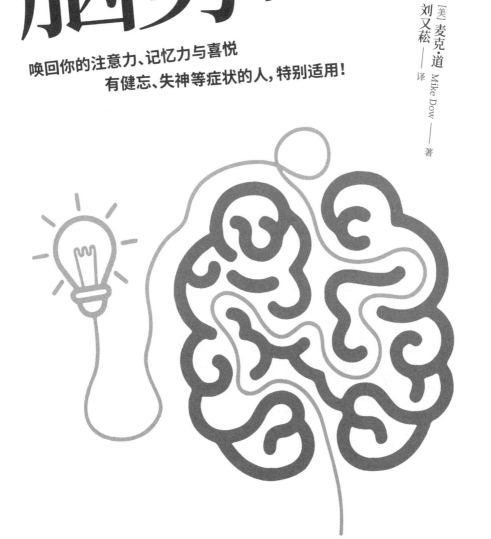

科学技术文献出版社
SCIENTIFIC AND TECHNICAL DOCUMENTATION PRESS
·北京·

图书在版编目 (CIP) 数据

脑雾修复 /（美）麦克·道 (Mike Dow) 著；刘又菘译 . — 北京：科学技术文献
出版社，2022.6（2023.4 重印）

书名原文：THE BRAIN FOG FIX

ISBN 978-7-5189-9202-7

Ⅰ . ①脑… Ⅱ . ①麦… ②刘… Ⅲ . ①脑病—防治 Ⅳ . ① R742

中国版本图书馆 CIP 数据核字 (2022) 第 088715 号

著作权合同登记号 图字：01-2022-2158

脑雾修复

策划编辑：王黛君 责任编辑：王黛君 宋嘉婧 责任校对：张 微 责任出版：张志平

出 版 者 科学技术文献出版社
地 址 北京市复兴路 15 号 邮编 100038
编 务 部 （010）58882938，58882087（传真）
发 行 部 （010）58882868，58882870（传真）
邮 购 部 （010）58882873
官方网址 www.stdp.com.cn
发 行 者 科学技术文献出版社发行 全国各地新华书店经销
印 刷 者 艺堂印刷（天津）有限公司
版 次 2022 年 6 月第 1 版 2023 年 4 月第 2 次印刷
开 本 710×1000 1/16
字 数 207 千
印 张 17
书 号 ISBN 978-7-5189-9202-7
定 价 55.00 元

爸爸，我希望这本书
能对你致力于治愈人们的事业有所帮助。
布雷特，我希望你的世俗生活
能多一些日子；
我也很开心你能活得如此精彩。

Dad, I hope this book
helps carry the torch you lit
with your life's work in
helping people heal.

Brett, I wish your earthly life
had included more days;
I'm also happy you fully lived
the ones you had here.

前 言

《脑雾修复》是一本关于如何照顾好你的大脑，帮助你消除焦虑、抑郁、脑雾、注意力不集中以及其他症状的书，上述这些症状皆为我们常见的健康问题。同时，本书也将运用简单的方法帮助你的生活更加轻松、快乐、充实。本书的重点在于：如果你的大脑处于负面状态，那么你生活中的其他部分也可能是负面的。

撰写本书是为了许多人，其中之一便是我的好朋友珍，她觉得自己通常很快乐，但却不明白为何她总是那么喜怒无常。除此之外，撰写本书也是为了我最近治疗的一位患者，他一直觉得自己压力很大，但却没有时间去做一次冥想训练，也没有足够的经济能力可以辞掉工作。

撰写本书更是为了我爷爷，他遵循我的建议摄取许多浆果，并定期去旅行以防止阿尔茨海默病的到来，而我的母亲也在戒掉每天喝 10 罐健怡可乐的习惯后，重拾她失去的能量。撰写本书同样是为了我的弟弟，他与人共同创办了一个名为"失语症复原中心（Aphasia Recovery Connection）"的组织，致力于帮助中风幸存者，因此，他发现拥有使命感可以重塑生活的每个层面。

撰写本书也是为了我自己。

即便我在认知行为疗法方面已有十几年的经历，但当我无法有效运用我所推行的方法时，有时也会陷入低谷并为此所苦。事实上，我在几年前碰巧进行一个案例研究，那是一个关于如何在生活中不经历困难的实验。那时，我忙着经营我的私人诊所，完成我的第一本书，并参与录制一些新的电视节目，那是一段非常痛苦的时期。我常常感到不知所措，发现自己很难把事情想透彻。最重要的是，我感到难以言喻的沮丧。

然而问题并不在于沮丧本身，而在于我让沮丧改变了我的行为，并在这个过程中支配（并摧毁）了我的整个生活。我在饮食上主要采取鱼素饮食①，饮食中包括野生鲑鱼、健康的谷物和有机蔬菜，我有时也会放纵自己吃一点比萨、火鸡三明治和冰淇淋。我承认自己时常看电视看到凌晨 3 点，然后睡到中午才起床。有几个晚上我会熬夜喝酒，然后隔天喝五六杯咖啡来帮助自己撑过一天。在累了一整天之后，我出现了失眠的问题。

我的养生法由原本的严谨到之后的放纵。我放弃了瑜伽这个我坚持了几十年的精神实践。我鲜少与家人朋友来往，我也不太会制订计划，但我仍会以某种方法去设法完成所有我该做的工作，只是我的内心常感到困惑、茫然和郁闷，酗酒、喝咖啡、暴饮暴食、孤立自己，甚至服用阿普唑仑（Xanax）来获得短暂抚慰，但这些都只是治标不治本的方法，只会使我的困境更糟，不会更好。

这样痛苦的状况从几周恶化成几个月。我辛酸地体会到：在生活中最需要照顾自己的时候往往是我们不想照顾自己的时候。当你感觉良

---

① 译注：肉类中只摄取鱼类的素食主义者。

好时，你可以轻松地去上瑜伽课，但其实，当你痛苦时才更应该去上瑜伽课。

当我终于从这段痛苦的过渡期走出来时，我决心不再让自己陷入其中。我发誓不论在未来的道路上遇到多少荆棘，我都要一直磨炼我所提倡的方法。

这个决定对我各方面的帮助实在太大了。从那之后，我经历了一些所有人都会遇到的苦难。去年，我在几个月之内失去了父亲和一位非常要好的朋友。继续照顾好自己并没有根除我的痛苦：每当我感到悲伤便开始哭泣，但这一次，我没有因悲伤而放弃我向往的生活。

我知道一切的痛苦终会过去。你可以成为那个在暴风雨中待在屋内并锁紧门窗的人，也可以成为那个当海浪要将你吞噬时懒得挣扎的人。我希望这本书能帮助你成为前者。

增强你内心的能量可能比你想象的更容易。你不需要用一些难以保持的方法一头热地试图彻底改变你生活的某个方面，就从你生活中各方面做出一些细小且可实现的改变开始吧。我在这本书中采用这种方法，是因为我从我治疗过的数以千计的患者那里学到了一件事：如果你希望你的思绪更清晰，感觉更好，你就必须考虑到你的身心灵①。

这包括你的睡眠质量、你的饮食、你与人事物的联结交流、你的行为、你爱人的方式、你寻求平静的方式，以及你了解自己的方式。

当你以你的方式来使用本书，你会看到：一个简单的改变可以在你的生活里产生一个深刻的差异。你会学到：核桃和草饲肉类可以改善你

---

① "身心灵"是心理学中常见概念。"身"指身体，"心"指心理和情绪，"灵"指潜意识。身、心、灵分别指自己与自己、自己与他人、自己与社会的关系。

的心情；一个廉价的香料可以大大降低你罹患痴呆的风险。你会了解：人际关系比任何情绪镇定的药物更有效，而使用社交媒体能够改善但也足以削弱你的人际关系。你会发现冥想对于大脑的影响，明白精神实践为何不仅是一种随意的课外活动，还是作为人类基本组成的一部分。最后，你会发现 21 天的简单计划可以帮助你把所有理论付诸行动并成为你生活中的一部分。

从你明早起床的那一秒起，你将会做出数百万个看似无关紧要的选择。这些微不足道的选择会在时间与空间方面产生蝴蝶效应，它们会影响你的身体、你的思考、你的感觉、你的行为、你所有的人际关系，以及你为这个世界带来的改变。

我写这本书是希望能教你如何让所有这些看似无关紧要的选择变得有意义，而这也将有助于你明天的思绪和感觉变得更好。

祝身体健康！

麦克·道　博士

目 录

CONTENTS

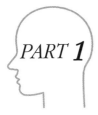
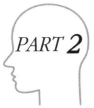

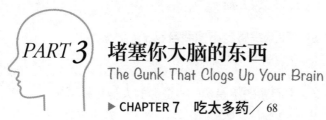

PART 3　堵塞你大脑的东西
The Gunk That Clogs Up Your Brain

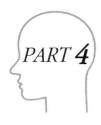

PART 4　调整生活方式
Lifestyle Readjustments

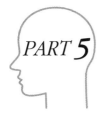

PART 5　特殊病例的特殊照顾
Special Care for Special Cases

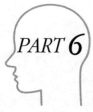

PART 6 脑雾修复计划
The Brain Fog Fix Program

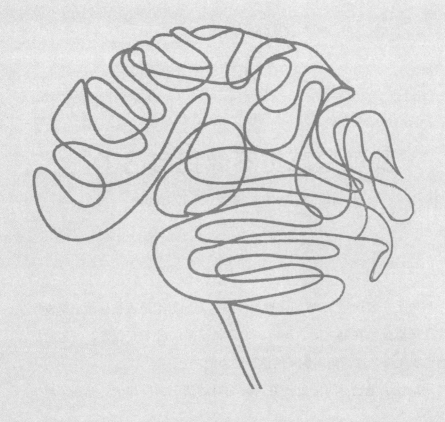

PART **1**

所有分散、混乱的状况

All Fogged Up And Scattered

CHAPTER 1

"我就是感觉不像我自己了"

"I Just Don't Feel Like Myself"

　　玛琳是一名现年35岁的物理治疗师。她的母亲最近被诊断出早发性阿尔茨海默病。在那之后，玛琳一边得将至爱的母亲安顿好，一边对抗着自己眼见母亲逐渐陷入痴呆的愤怒的心情。

　　玛琳认为她已尽可能处理好必须面对的情况，但却依然感到"越来越无力"。

　　她告诉我："每天早上起床我都感到精疲力竭，但晚上还是睡不着。大多数时候，我都只是勉强地度过一天。"

　　当我问玛琳，生活中有什么可以带给她快乐的，她只是耸耸肩。

　　"我以前很喜欢工作，"她说，"但现在只是应付了事。我之前有男朋友，但我妈妈发病后，我陷入抑郁，便分手了。我并不怪东尼。"她又耸耸肩对我说，"连我都不想跟自己出去约会。"

　　我问玛琳工作之余都做些什么时，她必须先思考一阵子。"我觉得自己一直在工作。"她终于告诉我，"特别是现在和东尼分手了，已经没有和以前一样在正常时间下班的动力。我不知道……回家后大概会上

Facebook（脸书）吧，或者看一会儿电视，当然还会上 Twitter（推特）和 Instagram（一款图片分享软件）。我以为用了 Tinder（一款在线交友软件）就能交到新男友，但一直没碰到喜欢的。所以，主要应该还是上脸书。那是个得知他人近况的好方法，不是吗？不过的确也很花时间。"

我们继续谈话的同时，玛琳似乎越来越累。"我一向这样，"她幽幽地说，"除非遇上紧急情况，否则我提不起精神。接到和妈妈有关的电话时，我就能找到克服困难的力量，但在其他事情上就……我不知道，我就是感觉自己置身于一个永不退散的迷雾中。"

...

凯伦是位年近六十的退休教师。她已离婚三年，她的第二个孩子也已经高中毕业，并离家上大学。在那几个月后，她找到了我。

"我以为自己终于有私人的时间了。"她告诉我，"孩子们离家，菲利浦也不在了，我原本期待能展开全新的人生。我想过要重新开始约会、重拾画笔，也许上一堂萨尔萨舞或交谊舞课。我有非常多美好的计划，但现在，我每晚就只是坐在家里看电视，心想，何必呢？"

凯伦因她所谓的"提不起劲"就医时，医生开了抗抑郁药给她。她认为药物帮她改善了情绪低落的情况，却也令她的情绪更无法兴奋起来了。她依然没有动力出门认识新朋友，或去做拉扯孩子长大的那些年以来一直想要尝试的任何事情。她既寂寞又无聊，也鲜少离开家。她究竟是怎么了？

了解脑雾

现在，有一种新的流行性疾病正在席卷全球，那是一种有诸多名称的流行性疾病。

有些人称之为脑雾。

有些人称之为抑郁症。

也有人说这是注意缺陷多动症（attention-deficit hyperactivity disorder，ADHD）、注意力不集中或无法专注。

有的人则直接说他们觉得自己不大对劲，而且已经持续很久了。

心理健康专家可能称这些模糊的症状为"慢性认知与情绪问题"，但临床术语完全无法表达数百万大脑运作异常者所经历的挫折感、焦虑和十足的痛苦。

身为认知行为治疗师，我的首要工作是协助患者转换心境，而最好的方法便是帮助他们改变行为。不论是学骑脚踏车还是第一次坠入情网，人类受自身的经验影响时，改变的程度会最大。

我想帮助玛琳和凯伦，还有许多因类似问题来找我的人，帮他们找出办法，解决所面对的特殊挑战。我想协助他们培养应对的技巧和判断力，可以做出满意的选择，忍受无法改变的事物，并尽可能品味人生。我知道我在执业期间获得的经验，能帮助他们的思绪更清晰、心情更愉悦，也急切地想要分享我所有的资源。

但我也明白，他们的问题不仅是情绪，还有生理因素掺杂其中。许多患者脑中的化学物质明显不平衡，这种不平衡会严重干扰他们感受力量、喜悦和目标的能力。另外也必须考虑精神、人际关系和社会因素，因为全方位的治疗是使改变持久下去的关键。

对大多数人而言，这类不平衡无须处方药物——其中只有少数人会被诊断出抑郁症。这类问题通常也不是慢性问题，所有患者都能回想起以前很长一段时间思绪清晰、心情极为愉悦的感受。不幸的是，许多患者的饮食、生活形态与处境综合起来，使得他们的脑内化学反应不平衡，造成他们无法好好思考，并感到不适。

我的患者之所以受苦，是因为他们的大脑失衡且营养不良，并不是因为他们孤单。我们之间有太多人有相同状况。以下令人担忧的数据显示大多数人的大脑健康状态实在堪忧：

- 美国卫生及公共服务部指出，仅17%的美国成年人的心理健康处在最佳状态。^(注1)

- 每十名美国成年人中便有一人服用药物治疗抑郁症，其中美国40～50岁妇女每四人中便有一人。每五名美国人，便有一人服用处方药物治疗精神疾病。

- 除了抑郁症，罹患焦虑症的人口也逐渐增加。虽然研究显示，阿普唑仑和长期酗酒一样可能使大脑萎缩，但这种药物依然是美国最常见的处方精神病药物。

- 10%～15%的美国成年人有失眠困扰。根据美国疾病控制与预防中心（CDC）数据显示，共有5000万名美国人表示睡眠不足。非处方和处方安眠药销量均大幅增加。

- 服用止痛药过量致死案例较过去十年增长为三倍。

- 3800万名美国成年人酗酒（CDC数据）。

- 注意缺陷多动症确诊率翻倍。其中，儿童确诊率已增加为三倍。由于越来越多高中生和大学生服用苯丙胺（Adderall）为派对助兴，或提高成绩，兴奋剂滥用人数也快速增加。

- 美国抗精神病药物处方率近十年内翻了一倍。

- 美国超过500万人患有阿尔茨海默病，阿尔茨海默病协会表示，到2050年，美国罹患阿尔茨海默病的人将达到1600万人。

- 目前全球痴呆患者超过3500万人，预计到了2050年，人数将达到惊人的 1.15 亿，超过目前的三倍之多。

- 目前尚有数百万人深受被称为轻度神经认知障碍的疾病所苦。这种病类似主观认知障碍或轻度认知损害等，这些都是大脑运作异常，但尚未达痴呆标准时的诊断。

抑郁症、焦虑症、失眠、健忘、神志不清、痴呆……

我们之中，许多人的思考能力和情绪，以诸多形式恶化至前所未见的程度，这是为什么呢？

简单地说，就是因为我们的大脑内的化学物质并未获得必需的支持。那些化学物质可以使我们活力充沛、平静、专注且充满干劲。事实上，只要看看大多数人的生活方式，就会发现是我们选择的生活方式，逐渐破坏了我们的脑内化学反应。

如果你经常吃甜甜圈、冰淇淋、培根和炸鸡，体重八成会增加。同样地，如果你吃得不健康、运动或睡眠不足、过度沉迷于社交媒体和电视、压力过大而放松时间太少、孤单且缺乏社交与人生的意义，十有八九会扰乱脑内的化学反应。答案就是这么简单，带来的结果却如此令人痛苦。

这种长期脑内化学反应失衡的结果，便是出现认知与情绪问题（例如，无法正常思考和身体不适）。我们当下生活的各个方面，几乎都会造成脑内失衡，并逐渐破坏大脑。大脑得不到必需的养分，以维持高水平的血清素（serotonin）、多巴胺（dopamine）等使人感到愉悦的脑内化学物质，及低单位的压力激素皮质醇分泌。

相反地，我们用咖啡因、糖分、淀粉、电子产品、令人分心的事物和不必要的压力轰炸、麻痹、隔离大脑——这样的组合必然会扰乱脑内化学反应。然后我们又依赖暂时的补救方案，如过量的咖啡因、抗抑郁药、安眠药和与社会隔绝，最终反倒加重了我们的问题。

好消息是，要扭转这样的趋势并管控大脑健康一点也不困难。我会告诉你怎么做。

脑力干涸

我作为科学家与心理健康专家，多年来通过研究人类复杂的大脑，只得到一个结论。我们的饮食、睡眠、工作和生活让大脑中的三种关键化学物质——血清素、多巴胺和皮质醇失调，大脑因此处于工作过量、饥饿、滞塞且混乱的状态。这些生理问题会以脑雾、注意力不集中、失忆、疲劳、焦虑和心情低落等形式表现，时间久了，可能会发展为长期失眠、重度抑郁、持续焦虑，并导致痴呆。

更糟糕的是，应对这些问题的传统方式，事实上反而会使情况恶化。我们失眠便会感到疲倦，因此寻求咖啡因和能量饮料的帮助，结果更无法入睡，导致我们最后转而服用助眠的非处方或处方药。安眠药带来嗜睡的后遗症，所以我们醒来后还是无精打采，也无法集中精神，结果不可避免地又喝下更多的咖啡因。

随着时间的推移，我们的情绪会恶化，大脑会模糊，所以我们求助于抗抑郁药，也许还有一些苯丙胺和更多的咖啡因来帮助我们提高注意力。然后我们需要抗焦虑药和酒精，在吞下那些提高我们注意力的药物之后帮助我们平静下来。这些所有的药物都会产生体重增加、性欲降低等副作用，在某些情况下还会导致化学依赖。

不幸的是，大多数人都是单一地看待这些问题。想减肥时我们咨询营养师；出现情绪问题时我们看精神医师；失眠时我们则服用安眠药。但近期突破性的研究显示，生理、心理、社会及精神健康之间的关联，比我们先前认知的更加紧密。

以饮食为例。我们现在知道，保持低血糖不仅有助于减肥，还能加速大脑运作，并预防脑雾。冥想有助于增强记忆力、改善情绪问题并延长注意力集中的时间。抑郁症不仅是针对血清素或多巴胺过低等需要用处方药物改善的问题，也代表大脑需要更多抗炎食物，促进神经新生，也就是增生脑细胞和神经联结的经验，这不仅对身体有好处，同样对大脑和心灵也有好处。

但很遗憾，我们之间有太多人每次的正餐和点心都食用高血糖碳水化合物，以及高 ω-6 脂肪酸蛋白质与脂肪，这些都可能会影响情绪及智力，导致初期表现为脑雾或注意力不集中的痴呆。只要我们照顾好自己的大脑和身体，或许就不会出现这些问题。

就算你认为你的饮食非常健康，大都是烤鸡胸肉、蛋白、"新鲜"（但却是人工养殖）的鲑鱼，还有脱脂希腊酸奶，你的大脑依然会逐渐受到食物供给背后的改变所带来的伤害。仅仅几代之前，几乎所有农场皆由农家所有、运作。现今绝大多数的农场成了大型工厂化的农场，以廉价饲料饲养牛和鸡。这些饲料不仅改变了动物的健康状况，也改变了你的健康状况。

环境污染物，如汞和双酚 A（BPA），也可能影响大脑的健康，此外，生活形态及环境的彻底改变也扮演了关键角色。美国独自生活的人数占比比从前更高了，这是美国历史上前所未见的，因为持久的婚姻减少了，离婚率比从前更高。

虽然通过社交媒体与他人联系更加容易了，但实际上，我们却越来越独立。单身人士独自待在家中，坐在电脑和电视前的时间越来越长，这使问题进一步恶化。脸书好友数上升了，但现实生活中与朋友的亲密度反而下降了。

这种不断的联结已逐渐成为强制性的。由于我们不再在一家公司一待就是三十年，也不再能领到丰厚的退休金，可帮助我们度过退休生活，所以我们最好随时更新人力资源网站上的信息，以免面对被公司裁员之后的窘境。生活中有了这么多压力，许多人便忽略了心灵和信仰上的追求。我们花费大把时间"做"，却忘了单纯地"生存"或"什么都不做"对大脑多么重要。

着手计划写这本书之前，我就知道我们正普遍面对着这些问题，但检视数据时我才明白，这些问题对大脑的挑战，实际上导致了发展成熟的流行病，而我们传统的医疗体系更无可避免地加重了病情。传统医疗体系并没有将我们向简单的饮食和生活形态、治愈人心的精神实践，以及真正维持大脑健康的人际关系引导，反而导致我们依赖更加容易扰乱大脑化学物质的药物。

若有其他方法，比如，调整营养、运动、睡眠、药物治疗和生活形态进行的自然疗法能照料我们的大脑，我们难道不该优先选择它们，以取代会产生恼人的副作用，且长期使用可能造成危险的药物吗？难道我们不该至少试试这种方法吗？当然，有些人会急需药物协助，其中大多数人只是短期服药，有的人则必须长期服用。但问题是很多人其实并不需要药物治疗，以其他方法就能改善，仍然被医师开药，这样的人比比皆是。

举例而言，几乎每十名美国人便有一人服用抗抑郁药。近期一项大型研究指出，这些人之中有将近三分之二的人不符合"抑郁"的临床定义。含蓄地说，这些开药的决定是受质疑的。没错，这些人大概都感到昏昏沉沉、无精打采、提不起劲或心情低落。他们或许都真的遇到了需要专业帮助的问题，但服用氟西汀之前，他们试过其他疗法吗？试过更天然的疗法吗？

我将于本书中教你如何制定大方向：你的饮食、睡眠作息，以及避开可能比你意识到的更危险的日常生活形态选择。我们每次不去健身房，而熬夜看电视、回电子邮件和使用电脑工作；每一次打开社交媒体，而不与心爱的人面对面交流，我们便替自己铺设了通往抑郁、焦虑、注意力不集中和脑雾的路。我们久坐的生活形态软化了身体，夺走了大脑活跃必需的激素，而整日不息的科技瘾，更使我们缺乏睡眠，而且与心爱的人疏远。

如果你希望过上充实的生活，拥有卓越的人生，就必须从恢复血清素、多巴胺和皮质醇的正常量开始。以上三种激素与思绪是否清晰、心情是否愉悦息息相关。一些非常简单的改变，就能让你重新平衡脑内化学反应，并释放体内储存的力量，获得喜悦和人生目标。

出问题的不是你——
是你的大脑！

It's Not You—It's Your Brain!

让我们再深入探讨一下你为何感到郁郁寡欢、提不起劲，或单纯地健忘、没精神，更重要的是，你可以如何解决这些问题。

想想我们之中的许多人通常怎么度过一天。

闹钟响起，将你从不安稳的睡眠中拉起。你醒来时就已感到疲累、没有活力。还没下床，你便拿起手机，前一晚累积的短信、推文和电子邮件涌入，你的心跳立刻加速。你也许会回几封电子邮件，也许只是伴随着逐渐增强的对周一早晨的恐惧，在心中记下几件事。不论如何，你都已进入工作模式，大脑的工作会一件接着一件来。

你感觉没有得到休息，也没有活力，更别提专注了，因此你摄取咖啡因，协助你踏出家门。如果你有小孩，会忙着来回奔波，确认孩子乖乖吃早餐，备妥午餐便当、家长同意书、课本、体育服——还忘了什么？你直接跳过早餐不吃，或随便抓个糕点或一片吐司当早餐，甚至选择标着"对心脏有益、全谷"等误导性字眼的谷物棒。

你急急忙忙出门上班，脑中众多事情盘旋：和上司讨论会议的事、别忘了回家顺道买牛奶、打电话给妈妈询问周日晚餐的事、帮女儿预约挂号……

一坐到办公桌前，你随即开始查看电子邮件，同时回复电话及简讯，一头栽进前一夜累积起来的待办事项中。仅几代以前，商业活动鲜少在晚间 6 点以后持续，但现在有了 24 小时电子周期，待办事项整天不停增加，所以几乎没有一天是赶得上进度的，就算提早进公司也一样。

一整天，工作不受打断的时间通常只有几分钟。电话、电子邮件、短信、即时消息和其他电子消息不断进来，就算不主动打断你，你也已经学会打断自己——中断对话回复短信，中断一项工作逼自己查看电子邮件。你有太多通过电子产品与他人的对话，而且非常简短，一百四十个字母说不清什么细节。

你一天或许也会查看脸书好几次，以得知朋友的生活动向。不过，你还是忍不住对桑妮亚一贯的纤细身材和好气色，感到羡慕嫉妒，为什么你的体重就是减不下来？你的朋友珍总是在分享最新的感情生活，为什么你的生活就不能这么多姿多彩？玛莉瑟拉的孩子总是这么快乐、沉着，为什么你的孩子就这么难带？

中午你大概只随便吃吃，并经常摄取咖啡因。如果有时间吃点心，你可能会来片饼干，或者有益健康的燕麦棒，却浑然不知这两种"不健康"和"健康"的点心，均含有淀粉和糖，大脑达到最佳状态所必需的氨基酸、维生素和 ω-3 脂肪酸含量却不足。

你也许必须留下来加班，就算准时下班，还是常常得带工作回家。你至少每半小时检查一次电子邮件、回复工作上的电话或回一条短信，甚至可能是接连不断的短信。

你上一次真正放松地好好吃晚餐，恢复元气，使你感到饱足、满意，且与心爱的人有深度交流是什么时候？或许你可以挤出半小时上健身房或骑健身车，但却鲜少有时间坐下静静享受当下，欣赏美丽的事物，或置身安详与满足之中。充满电子产品的夜晚充斥着推特、短信、脸书、电子邮件、电视等刺激源。你不太可能全神贯注在以上这些事物上，也不太可能从中得到满足。

到了该睡觉的时间，你或许会发觉自己亢奋且清醒，脑中依然飞快地想着尚未完成的待办事项。也许你会吞颗安眠药，虽然心里明白不会因此得到你渴望的优质睡眠，但只要有机会合眼就谢天谢地了。到了第二天，整个疯狂的循环又再次开始……

让大脑重新取得平衡

别慌！这种情况有法可解，而且实践起来比你想象中容易得多。

大脑仰赖其中的化学物质达到复杂的平衡，以保持情绪稳定并正常运作，它有能力学习新语言、直面挑战、享受刺激的冒险或单纯躺在吊床上满足地放松。

但是当脑内化学物质失衡时，便可能出现各种问题。我们可能陷入抑郁、无法入睡，或变得焦躁、无法专心；可能前一分钟过度狂喜，下一分钟就沮丧至极；可能忘记钱包放在哪儿或疲惫到出不了门。这些问题全因大脑未得到正常分量的化学物质。

正如我在上文指出的，与思考和感觉最息息相关的三种脑内化学物质为血清素、多巴胺和皮质醇，这个疗程的终极目标便是让这三种化学物质恢复平衡。

血清素：主要负责使人情绪稳定、平静、保持乐观和自信。

若你感到万事皆如意，这就是血清素在发挥功效。如果你感到计划成功有望、面试顺利，或辛劳将不会白费，你的血清素浓度大概正常。若血清素浓度低，便可能感到抑郁、焦虑、绝望，出现睡眠问题、悲观的态度，并缺乏自信。

血清素不足➡容易感到生理和情绪上的痛苦➡用止痛药、抗抑郁药和抗焦虑药➡脑雾、性功能低下，可能产生药物依赖性

多巴胺：是感受刺激、动力、活力和愉悦的主要化学物质。有了多巴胺，你就能享受搭乘云霄飞车、赢得重要比赛、坠入情网，甚至是疯狂购物时产生的强烈快感与刺激感。若感觉生活充实、有趣、多姿多彩，你的多巴胺浓度应该非常正常。多巴胺浓度低则可能导致倦怠、无聊，并感到生活失去滋味。多巴胺浓度不平衡也可能造成你难以集中、思路阻塞、无法克制冲动。多巴胺浓度不平衡与各类强迫性和成瘾性的行为有关，从可卡因成瘾到强迫性购物均属于这类行为，注意缺陷多动症也与多巴胺浓度不平衡相关。

多巴胺浓度不平衡➡感到困惑、提不起劲、无聊、冲动➡从事高风险活动或摄取咖啡因、兴奋剂、苯丙胺➡从情绪高涨直落谷底、脑雾、倦怠，可能产生药物依赖性

皮质醇：是人体加速运转时使用的压力激素。要应付生活中带来的各种大小需求，就只需要一点皮质醇。皮质醇浓度不平衡可能使你感到疲倦或亢奋，有时则两种情况均会出现：白天无精打采、提不起劲，晚上焦虑、失眠。皮质醇浓度不平衡时，你可能会感到非常焦躁，连细小的问题都能激怒你，或是非常没有干劲，只能勉强地熬过一天。也可能和许多案例一样，两种反应皆出现。皮质醇浓度居高不下，可能压低多巴胺浓度，同时阻碍血清素抵达大脑某些区域。研究也显示，高皮质醇浓度会抑制神经发生——新脑细胞的生成过程。

皮质醇浓度不平衡➡感到疲惫、亢奋或两者兼有➡摄取咖啡因、安眠药，有时也服用抗抑郁药或抗焦虑药➡疲倦和失眠问题加重，在性方面产生副作用，焦虑、抑郁➡可能产生药物依赖性

底线如下：无论你正经历着什么，轻微的压力、乏味的生活、一次重大危机或者化疗疗程，改善自身感受的关键在于重新取得这三种大脑化学物质的平衡。

这正是我们在 21 天的治疗中，要通过身、心、灵三管齐下达成的。

大脑化学反应是关键

从大脑化学物质着手是非常关键的，因为血清素、多巴胺和皮质醇浓度不平衡时，大脑就无法正常运作。若大脑化学反应失常，所有"大脑训练"、心理治疗和积极的思考都无法解决困扰你的问题。

许多人难以领会这个道理，因为我们常以为思绪清晰是意志力训练所致，而感觉良好是态度或生活环境的原因。这个观点实在过度简单化了。

很显然，我们的思考能力和感受能力受到许多因素影响。不过，若大脑化学反应失衡，我们的思考和感觉便无法达到最佳状态，因为人体就是这么运作的。思考和感觉是你能体会到的真实体验，并与可见的脑内特定化学反应有关。如果舍弃那些化学反应，大脑便无法运作。

若试图在脑内化学物质失衡的情况下达到最佳思考及情绪状态，就像断了条腿还在跑马拉松。带着这样的腿到健身房再怎么训练也无济于事，意志力帮不上忙，新的跑步技巧或夸张的五指鞋也于事无补。就连奥运会水平的教练，或世上最忠诚的跑友也帮不了你。只有在双腿足够强壮，可以走路的情况下，以上这些才能帮上你的忙。

所以，将这三种脑内化学物质的平衡，看作腿伤复原所需的治疗。只是在这里，需要治疗的是营养不良又过度劳累的大脑。我们的疗法从生理、心理、情感和精神着手，因为这每一个方面都对大脑化学物质有显著影响。

我们将尽力提供大脑所需的物质，并移除过程中的障碍。因为大脑有个神奇的地方，就是具备自行平衡化学物质的功能——如果它得到了充分的营养及其他必要的支持，便能发挥作用。不过，大脑若得不到所需的物质，你的生活就会逐渐脱轨。当生活中的因素阻碍大脑产生必要的化学物质时亦会如此。

以下是这套疗程的核心原则：

1. 提供大脑所需的物质。
2. 排除阻碍大脑达到最佳状态的障碍。

下列各项是大脑要发挥作用的实际需求，以及阻碍它的事物。

大脑所需的物质

- 适当的营养，包括适合的维生素、必需的氨基酸和优质脂肪。
- 运动。
- 充足的睡眠。
- 规律、健康的昼夜节律。
- 放松、恢复元气的休息时间。
- 目标与意义。
- 精神实践。
- 与超越自身的存在交流。

使大脑坠入云雾的事物

- 糖、高果糖玉米糖浆、人工甜味剂。
- 精制面粉。
- 过多致炎食物，包括传统养殖的肉类、不健康的脂肪，以及多种人工添加剂与防腐剂。
- ω-6 脂肪酸与 ω-3 脂肪酸失衡。
- 过度使用刺激大脑的物质，如咖啡因、酒精和毒品。
- 不必要的抗抑郁药、抗焦虑药、注意缺陷多动症刺激剂、安眠药、止痛药等各类药物。
- 过于暴露在电脑、电视、手机等电子屏幕发出的"蓝光"之下。
- 不断涌入的各种任务和信息，如持续大量的社交媒体信息、短信和电子邮件。
- 花费太多时间从事没有意义和目标的活动，不论这些活动是责任所在（如家事和工作）还是娱乐（购物或赌博）。
- 剥夺了脑内化学物质平衡所需的营养，便会造成思绪不清和情绪恶化。

※ 供给大脑必要的营养，便能立刻朝思绪清晰和心情愉悦的方向前进。

引擎故障

让我们以所有人都能轻易理解的术语解释大脑健康。想象一下，你有辆加速到一半便发出怪声，甚至抛锚的车。你记得这辆车曾跑得又快又顺，而且非常有效率。当时，你还跃跃欲试地期待开车出门兜风。

然而，现在你的马达动力不足了，加速时齿轮便嘎嘎作响，每走1英里（约1.6公里）就非常吃力。为什么？

也许只是没油了，这问题很容易解决，只要加点油即可！

不过，问题可能出在变速箱缺乏顺利换档所需的液体，那么想解决这个问题便得添些变速箱油。

如果是刹车衬上有个小洞，导致刹车油漏出呢？那么你就有了两个问题：你必须加刹车油并且修补导致漏油的洞。

假设你的电池没电或快没电，或者轮胎的气很快就漏光，或掌管车子运作的电脑系统失常……

这些问题都可能使你的车子无法达到最佳状态，除非全面翻修，否则你的车不可能和最初开回家时一样好开。

这和你可能正在面对的大脑问题非常相似。你必须备妥一切要素，大脑才能正常运作。营养、运动、睡眠、昼夜节律、心理挑战、纾压、意义和目标，这些都必须达到最佳水平，大脑才能达到最佳运作状态。这些因素只要缺少一项，你便可注意到大脑功能下降；少了两项，你便开始感到昏沉；少了多项，你便可能感到注意力不集中、无法专注、焦虑、抑郁，就是感觉"不对劲"。

接下来的三周内，我们将通过"脑雾修复疗程"，移除使你停滞不前的障碍，供给大脑所需物质，借此让你的生活回到正轨。这套疗程中，每周会分别聚焦于影响大脑健康的一个领域：情绪、能量与心灵。我称每个阶段为一次"革命",七天改变情绪、七天改变能量、七天改变心灵。以下大致列出为了清除你脑中的迷雾,我将会要求你做的事。如果你希望马上开始,请翻至第 158 页,但如果你先了解了本书其他章节中的内容,理解我们为何采取这些步骤,效果可能更好。

---

21 天清除脑雾

七天情绪革命

通过摄入适合的食物恢复元气与活力,让你不再疲惫、提不起劲。使用认知行为策略(译注:个体在解决问题时,运用既有的知识经验,以达到目的的一切心智活动统称为"行为认知策略")来消除日常生活中的心理障碍。

七天能量革命

借由睡眠、调整昼夜节律、运动和神经发生,不再昏沉且精神涣散,转而清醒且敏捷。

七天心灵革命

与超越自身的存在交流,重新开始你的生活目标,发现生活中的喜悦。

重拾专注力、记忆力与喜悦

我毕生都致力于帮助他人改善思考和感受问题。与患者共度数千小时后,我对人为何无法过他们追求的生活——为何满足于死气沉沉的工作、不称心的感情和乏味的私生活——已有诸多了解。

我也学到了人如何才能重拾专注力、记忆力和喜悦。我知道有时你必须做出根本性的改变才能过上更充实的生活;有时则单纯只需要转换观点、拓展你的应对技能，或与自己内心深处的自我意识（sense of self）重新联结。

不论你生活中的顺与不顺为何，大脑化学反应失衡均可能令你脱离常轨。重新平衡大脑化学反应，便可做出更正确的决定，更能享受生活，并和最重要的事物再度联结交流。

这本书能出版，我感到非常兴奋，因为我知道重新平衡大脑化学反应，对生活中的每一个方面都会带来相当巨大的影响。若你能落实这套疗程中的建议，就可向抑郁和焦虑说再见，向脑雾、健忘和注意力涣散告别，不再担心"真正的你"已不复存在，徒留压力过大、无法专注，且如行尸走肉般的空壳。学会如何恢复大脑最佳功能，将使你思考更为清晰，心情更加愉悦，并得以重拾你或许一直害怕永远失去的力量、喜悦及目标。

那么，我们就开始吧！我等不及要让你看看，你的大脑达到极佳状态，你也终于再次找回自我后，生活会多么令人兴奋。

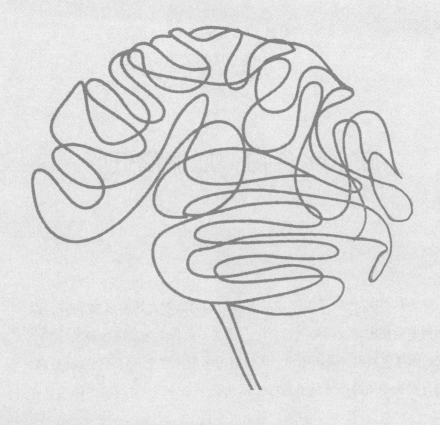

PART **2**

情绪与食物

Mood and Food

碳水化合物：血糖高低
Carbohydrates: Highs and Lows

安妮是一名 41 岁的单亲职业女性。她的体重大约超重 20 公斤，因此感到非常焦虑。我们初次见面时，她便不假思索地说出她最大的三个困扰：因体重减不下来而焦虑、因目前的体重导致交不到男朋友而焦虑、担心自己长期的健康情况不足以照顾儿子——当然，这与她的体重也有关系。

安妮陷入了恶性循环。她感到焦虑，所以血清素浓度低，意味着她比较容易渴望糖、面粉和果汁。短期而言，她可得到暂时的缓解，和一段甜滋滋的幸福时光，但长远来看，她的焦虑及抑郁问题将愈发严重。

安妮的家庭医生已经警告过她体重的问题，她也尝试了许多种饮食方法，但全无效。如同许多美国人，安妮也相信了食品公司高明的营销手段。她喝市售瓶装"绿色果汁"和"超级食物"石榴汁。早餐她吃"全麦"早餐麦片，零食不选择薯片和糖果棒，而是吃"天然"的"无高果糖玉米糖浆"纤维燕麦棒，和淋上"黑巧克力"的杏仁。她早上也以"低脂"花生酱涂全麦吐司，而不吃白吐司和奶油。

安妮完全不知道她吃下的每一种食物中，都有使血糖快速上升、造成脑雾和体重增加的坏东西藏身其中。罪归祸首就是糖和面粉。难怪她超重这么多又情绪不佳！

那些市售"绿色果汁"中大多是会使血糖飙升的苹果汁中加上非常少量的蔬菜汁，热量比全糖汽水还高。她买的混合石榴汁也是如此，成分表上头两项就是苹果汁和葡萄汁，对身体更好但价格较高的石榴汁实际上列在成分表的最后。她的"全麦""低脂"的早餐麦片成分表第三项是糖。"天然"燕麦棒的第二项成分是红糖。淋上"黑巧克力"的杏仁，其成分表第二项是糖。"低脂"花生酱的前两种成分是玉米糖浆固形物和糖。她的全麦吐司含有全麦面粉和高果糖浆，几乎没有膳食纤维，而且血糖指数和多数的白面包一样。

偶尔吃些面粉和糖并没什么不对，但你如果和安妮及多数美国人一样，几乎每日三餐、零食都吃这种会使血糖飙升的食物，你可能不知道这些成分正影响你的思考与感受的能力。

血糖与大脑

血糖对大脑化学反应有举足轻重的影响，而我们的饮食可大幅左右大脑，包括记忆力、情绪和专注力。我们吃下的食物可能稳定、持续地产生血糖，也可能造成血糖急速升高又快速下降，从而使我们感到昏沉、无精打采、焦虑和抑郁。

许多人经历的血糖波动不仅造成肥胖，也从根本上扰乱了大脑的化学反应。更糟的是，由于痴呆和高血糖之间的关联，我们的不良饮食和生活习惯，也提高了未来罹患痴呆的风险。

多数人都明白，吃太多或吃错食物都会造成体重增加，众多相关健康问题也会接踵而来，例如，肥胖和心血管疾病等。然而最近才证实这些相同的习惯也会导致抑郁、严重脑雾，甚至恶化成痴呆或阿尔茨海默病。研究人员尚未完全了解两者之间的实际运作的确切机制，但近期一项开创性的研究指出，"致炎饮食模式"（也就是造成身体某些部位发炎的食物）^{（注1）}和抑郁症有关联，而且产生的伤害不止于此。研究也显示，抑郁症可能引发大脑一连串有害的改变，最终可能导致痴呆。^{（注2）}

重点是，吃抗炎食物真的可以改善情绪问题并使大脑敏锐，而吃致炎食物则可能与之背道而驰。在饮食中增加抗炎食物，也可能有助于预防一种名为脑漏（leaky brain）的病症，也就是指促炎分子得以跨越血脑屏障（blood-brain barrier），造成各种问题（关于脑漏的说明，详见第 101 页）。短期内，抗炎食物可以抵消体重超重时可能会影响大脑健康的部分炎症反应。

胰岛素与阿尔茨海默病

饮食不仅影响外表，还有大脑运作，这点非常重要，再三强调也不为过。血糖上升可能导致 2 型糖尿病，同时也和学者过去十年来称为"3 型糖尿病"的阿尔茨海默病有关。

这当中的关系是这样的：我们都需要胰岛素才能正常运作，因为胰岛素负责传送可供细胞作为能量的血糖，或称葡萄糖。但葡萄糖过量时，胰岛素也会过量，人体最终会将过剩的葡萄糖以脂肪的形式储存起来。许多以高血糖指数（high-glycemic index）碳水化合物（饼干、糖果、意大利面、面包，甚至是全麦面包和无麸质比萨饼皮）为主食的人便有这种问题。

什么是血糖指数?

血糖指数（glycemic index，GI）指衡量食物中碳水化合物提高体内血糖水平的近似指标。高血糖指数食物会大幅提高你的血糖水平；低血糖指数食物不会。豆类、小型种子和草莓都是低血糖指数食物，GI 数值低于 55。中血糖指数食物如印度香米和香蕉等，GI 指数在 56～69。高血糖指数食物在我们饮食中非常普遍，GI 指数超过 70。白面包、白米、意大利面、饼干、糖果、蛋糕，甚至是大多数全麦面包，都是高血糖指数食物。

我们吃下越多精制碳水化合物，身体对不断随之而来的大量胰岛素的反应便会越迟钝，这种症状就叫"胰岛素抵抗（insulin resistance）"。此时，人体便可能产生 2 型糖尿病。有鉴于当代美国人的饮食以快餐和包装零食为主，不同于由环境引发的 1 型糖尿病，2 型糖尿病的患病人数在过去 40 年里增长为三倍。（注3）近三分之一的美国人已患有糖尿病或糖尿病前期（prediabetes）。想一想这多么可怕。

但你或许会说，好吧，没关系，最严重的情况就是我必须学会自己注射胰岛素，对吧？其实不尽然。不幸的是，这些数据也与我们的大脑运作有直接关系。过去十年间，学者找到越来越多证据，证明胰岛素实际上会影响大脑，因此才替阿尔茨海默病起了"3 型糖尿病"的称号。

长久以来，胰岛素抵抗和大脑功能下降之间的关联，对学者而言已是显而易见的。一项日本的长期研究发现，患有糖尿病的受试者和血糖浓度正常者相比，15 年内罹患阿尔茨海默病的风险增加了 75%，痴呆的概率为 1.75 倍。糖耐量减低（impaired glucose tolerance）的受试者可归类为患有糖尿病前期，他们出现痴呆的概率也高出了 35%。（注4）

另一项研究调查了 2300 位 70 ~ 78 岁女性的记忆力及心智功能，该研究发现，未患糖尿病的女性得分是糖尿病患者的两倍。受测女性的糖尿病史越久，在测验中得到低分的概率也越高。[注5]

糖尿病患者和阿尔茨海默病患者的物理性质也很相似，近期一项研究显示，2 型糖尿病患者的大脑斑块沉积，与阿尔茨海默病患者类似。[注6]这表示血糖浓度频繁飙升会对大脑造成和身体一样的破坏，也意味着每次摄取过多不健康的淀粉，便提高了之后记不住伴侣或孩子的风险。

另一项研究显示就算没有糖尿病，但血糖浓度高的人，在记忆测试中得分也较低。此外，该研究也发现血糖浓度较高的人，大脑中与学习有关的海马会萎缩。[注7]即使不是每小时都喝汽水也会受到伤害：就算血糖浓度只比平均水平高一点，也会提高以后脑容量缩小的可能性。[注8]另外，2013 年，一项涉及 2000 人的研究也大有斩获。该研究指出，血糖水平较高的受试者其痴呆的风险也较高。[注9]

类似的研究多如牛毛：无糖尿病的肥胖症和大脑受损相关，而另一项研究的作者也发现痴呆不仅和糖尿病有关联，也与高血压有关。[注10]

虽然各种研究已证实了这令人担忧的关联，但学者却苦寻不到糖尿病患者和其他血糖异常者的认知能力下降的风险似乎比较高的原因。因近期证据纷纷出笼，他们已得出结论，并非糖尿病导致了阿尔茨海默病，而是这两种表面上毫无关联的疾病有相同病根：环境，并以饮食的形式表现出来，扰乱了人体对胰岛素的自然反应。

糖尿病患者增加的同时，罹患阿尔茨海默病的人数也上升了，这有什么奇怪的吗？ 2013 年约有 4400 万人被诊断出痴呆，但预计未来的病例将比过去的记录超出 17%。到了 2030 年，人数将增长至 7600 万，到 2050 年则增长至 1.15 亿。[注11]

我们应该视这些数据为警讯：是时候保护我们的身体和大脑，免受这些破坏的侵扰了。要尽量减低 85 岁前罹患阿尔茨海默病或其他痴呆的风险，避免成为那近 50% 的人口，密切关注你的饮食是个最有效的方法之一。

食物如何影响大脑

我最初拿到以下数据时真是大惊失色：95% 的老年人和大多数育龄期妇女的叶酸（folate）摄取量都不足。叶酸是一种大脑不可或缺的维生素 B。另一种维生素 B——维生素 B_{12} 对大脑健康也至关重要，但大多数人也缺乏这种维生素。许多阿尔茨海默病患者体内的维生素 B_{12} 不足，而因抑郁症入院的患者中缺乏维生素 B_{12} 的人数高达 30%。没有足够的维生素 B，大脑便无法制造出使情绪、大脑功能和睡眠正常的化学物质。维生素 B 是多巴胺和血清素的众多辅因子之一，是大脑必需的维生素，可以将饮食中的氨基酸转化为使心情愉悦的神经化学物质。若饮食中的维生素 B、叶酸、维生素 D、EPA、DHA、色氨酸（tryptophan）或酪氨酸（tyrosine）不足，你的大脑化学反应基本上一定失衡，你也会感到焦虑、压力过大、缺乏灵感和抑郁，可能还有睡眠问题。

维生素 B 只是许多可能的例子之一！大脑需要多种关键营养素才能正常运作，若你不知道是哪些，摄取量大概也不够。

让情况更复杂的是，营养素只是一块拼图。大脑也需要运动、适当的睡眠和休息、放松和刺激、持续学习和成长的机会，以及意义和灵感的来源。这些必要因素只要缺少一项，大脑化学反应便会失常，思考能力和情绪状态便会恶化，而你甚至还不知其所以然吧。

现在，你也许渐渐了解到，改变饮食习惯不仅让购买牛仔裤更有趣，也能稳定你的情绪，并确保你的大脑在未来几十年间都能保持健康。每经过十年，美国人就应该更努力解决这些问题，不仅因糖尿病大流行，也因为我们的寿命比从前更长。寿命延长本身是件好事，但这表示我们必须以实际作为，减少认知能力下降及痴呆的长期风险。

大脑和血糖的关联大致如下。

脑细胞需要的能量是人体其他部位细胞的两倍。碳水化合物是大脑能量来源的首选。因此你感到昏沉或疲劳时，可能会想吃甜食或淀粉，像薯片或糖果棒，以恢复体力。高糖食物使血糖马上升高，你的大脑会暂时得到急需的能量，你便能思绪清晰、专注且干劲十足。

我们专注工作时，大脑需要更多的能量，如同人体在长时间运动后需要水和食物。（注12）淀粉可提供人体和大脑需要的额外能量，但关键是该吃哪一种淀粉：高 GI 还是低 GI 淀粉？一项研究显示，早餐吃土豆泥和果汁的老年人和只喝水的老年人相比，延时 20 分钟后进行记忆测试，得分高了 25%。（注13）

不过，虽然高 GI 食物可能有助于短期记忆（而且一定比什么都不吃好），长期下来，却也会造成胰岛素抵抗。任何过量的淀粉摄取都会使血糖急升，接着便会激活肾上腺素。这不但可能导致儿童和成人的多动症，还可能会带来更严重的后果，正如高血糖水平和大脑功能下降之间令人担忧的联结。

此外，脑细胞无法储存葡萄糖。血糖急升后会猛然下降，这不可避免。最后可怜的大脑将会比之前更缺乏能量，你也会感到更昏沉、更健忘，也更想再摄取甜食或咖啡因。所以，当你自认正在供应大脑能量时，也可能正将它引向衰败。

高 GI 淀粉如土豆和果汁中的淀粉，对大脑的作用有点像可卡因：先是亢奋，接着萎靡。由于淀粉是健康不可或缺的养分，我们必须集中注意力，摄取大脑需要的能持续、缓慢地提供能量的淀粉。

如何应对

你对这则消息的自然反应是说："好，没问题。如果血糖急升会导致体重增加和痴呆，我就改喝健怡可乐吧！"许多美国人近年来也采取了这个做法，但许多证据显示人工甜味剂不是个有效的解决方案，尤其是考虑到大脑的需求时更是如此。

一项超过 2000 人参与的研究中表明，喝健怡可乐的人比起喝普通汽水或全糖饮料的人更容易抑郁。近期的研究解释了其中的原因：原来人工甜味剂可能扰乱肠道中的益菌水平。这关乎大脑的健康，因为保持肠道中细菌的正常数量与情绪和认知有关。切记：人体内多数血清素都是在肠道中制造的。所以扰乱肠道就是扰乱大脑化学反应，并可能造成严重影响情绪的后果。若你真的需要甜味，帮自己一个忙，以天然甜菊取代善品糖（Splenda）代糖。

专家意见

如果和这些含糖饮料相比，你比较爱喝咖啡或茶，那很好，但注意你在这些饮料中加入了什么。若你习惯在茶或咖啡中加牛奶和某种甜味剂，你应该知道牛奶已经含糖，因此牛奶和糖都加，便加倍提高了血糖。关于咖啡和茶，请详见第 62 ～ 63 页。

若想对抗脑雾，就一定要摆脱对人工甜味剂的依赖，这非常重要，所以要再三强调。人工甜味剂或许能降低一点你摄取的热量，但却无法提供大脑达到最佳状态所需的营养。真正的答案是要从饮食中的碳水化合物中缓慢、稳定地摄取葡萄糖。但这表示你必须每餐吃土豆吗？当然不是。因为你可能不认为是"碳水化合物"的食物已经给了你碳水化合物，许多你认为是蛋白质来源的食物也都含有碳水化合物，豆类就含有碳水化合物。再者，每次喝牛奶，除了蛋白质和脂肪，你也摄取了一些碳水化合物。

管控大脑化学反应和远离痴呆的关键在于限制碳水化合物的摄取，或以复合碳水化合物（complex carbohydrates）取代引发血糖急升（和随之而来的急降）的高 GI 碳水化合物。第一步便是开始减少以面粉和糖等形式存在的碳水化合物。这是一种大多数美国人都食用过量的碳水化合物。

高 GI 碳水化合物无处不在，甚至已渗透于看起来最没问题的食物：食品公司在沙拉酱这类脂肪中添加糖，在肉类中添加面包和高含糖酱汁形式的面粉，并在咖啡等传统不加糖的饮料中加糖（当然，加工过的碳水化合物是食品公司最有赚头的商品这点，不仅没有帮助，还是这类商品最易取得的一大原因）。大幅减少面粉和糖的摄取量后，你不仅能减少血糖飙升，还可以增加饮食中的抗炎食物，因为你以蔬菜、豆类和鱼类作为替代。

以较健康的替代品替换面粉和含糖量高的食物，可能比想象中更简单。试试以发芽谷类面包这种无面粉面包取代你最爱的白面包（或全麦面包）。与其吃白米或意大利面，不如尝试将蔬菜和藜麦或发芽的大麦拌在一起。与其吃一般的白意大利面，不如试试西葫芦面或魔芋面（详见第 165 ～ 166 页）。与其吃通心粉沙拉，不如试试有机鸡蛋或鹰嘴豆沙拉。

这些"替换"之所以比较好的原因有两个。

第一，这么做可显著降低饮食中的血糖负荷：白面包和大多数全麦面包的血糖指数皆介于 70 ～ 80，而发芽谷类面包的血糖指数在 30 ～ 40。试着以发芽大麦取代白米，光是替代这一项，就能减少至少一半的血糖量。在这一过程中，你的思绪和情绪也都能改善。进行这些简单的置换对减重也非常有帮助。

第二，缓慢燃烧的碳水化合物含有如色氨酸这样的氨基酸，而色氨酸就是血清素的前体。这些食物也能让色氨酸"进入"大脑。血脑屏障是允许必要营养素进入，同时阻挡有毒物质，以保护人体最重要器官的守门人。有了辨别色氨酸和其他氨基酸的传输蛋白，筛选程序便得以进行。靠着缓慢燃烧的碳水化合物帮助，色氨酸停留得越久，便可让更多改善情绪的氨基酸进入大脑，然后你的心情就会好转了。

这究竟是为什么呢？我们得到的色氨酸（和它必需的辅因子，如叶酸，详细解释请见 58 ～ 59 页）不足时，大脑就制造不出纾缓焦虑、改善情绪的血清素（给素食者的小叮嘱：许多素食者都缺乏色氨酸，所以必须格外注意，确保这项重要氨基酸的摄取量足够。芝麻、葵花子和香蕉都是极佳的色氨酸来源）。

若血清素产量不足，猜猜你会非常想吃什么：碳水化合物！加工过的碳水化合物会于脑内释出大量血清素，和可卡因释出大量多巴胺有异曲同工之处。如果大脑无法从健康的食物中得到血清素，人体最后便会以不健康的食物来自我治疗，借此达到相同状态。幸运的是，我们能轻易地将危及大脑的碳水化合物替换成健康、持久的碳水化合物。

行动计划：血糖置换

现在你知道血糖升高过快可能造成脑雾，甚至导致痴呆，接着我要教你如何在饮食中加入能供应稳定、少量复合碳水化合物的各种食物，例如，从喝加工果汁改成喝鲜榨果汁或蔬菜汁。进入"七天情绪革命"后，这些更健康的替代品很快就会成为你每日饮食的常态，你的心情也会因此好转。

80/20 原则

一旦你开始"七天情绪革命",你就会开始遵循我的 80/20 原则,也就是在 80% 的时间内,吃这些对大脑健康的食物,另外 20% 的时间,可以稍微放松一点(但必须在合理范围内)。我理解在某些特殊的场合——从去意大利度假到超级碗决赛的周日,你只想吃那盘意大利面或多吃几片比萨。偶尔放纵是完全可以的!

维护血糖水平对大脑和身体都有益。下面的食物可以随意纳入饮食中,而且能降低血糖峰值。不论你是否将开始实行我的 21 天计划,都应该经常吃这些食物:

#1:**肉桂**。在咖啡中撒上肉桂粉而不是糖。通过这个改变就能预防造成脑雾的血糖飙升。肉桂也有抗炎和抗氧化的功效,而糖则会引起炎症。

#2:**生的或稍微烹煮过的蔬菜**。蔬菜烹煮越久,就越有可能损害其中的膳食纤维阻挡血糖升高的功能。这种膳食纤维可以降低某些碳水化合物造成的血糖飙升。在吃碳水化合物前先吃蔬菜的话效果最好。

#3:**醋**。醋能通过防止面包和意大利面中的部分淀粉转换成糖来控制血糖水平。将一般含有糖的市售沙拉酱换成简单的橄榄油醋汁,便能轻松降低血糖。

#4:**茶**。茶可减少肠道吸收的葡萄糖量,进而降低血糖峰值。所以,午餐时喝杯不加糖的冰红茶吧!研究显示红茶效果最佳,白茶防止血糖飙升的功效位居第二,且含有极少量的咖啡因,因此非常适合于晚间搭配晚餐。[注14]

#5：红酒。正如在本书之后的章节中所说的，对于没有酒精成瘾或酗酒问题的人，晚餐时喝一杯红酒可防止肠道吸收葡萄糖，并减少肝脏制造的葡萄糖量，进而降低血糖峰值。一项研究发现，红酒也许比白酒更能有效阻止人体吸收葡萄糖。[注15]

简单替换

以下是一些协助降低血糖的简单替换方式：

- 意大利面的面量减半，并用西葫芦或意大利南瓜面取代另一半。可以用蔬菜削皮器制作。
- 把意大利面煮得硬一点。过度烹饪的意大利面会提高血糖指数，所以把计时器设置在比建议的烹饪时间少一两分钟。
- 烹饪意大利面时面量减半，加入西蓝花或花椰菜。当我煮小时候最喜欢的奶酪通心粉时，会减半面量，加入西蓝花和花椰菜。（当然，我也会用有机牛奶和黄油。）
- 吃赛百味时，请店员将你的面包心挖除以减半碳水化合物。点餐时选择低血糖指数的蔬菜，比如，菠菜、番茄、橄榄和青椒，并淋上低血糖指数酱料，比如，醋和芥末。或者在吃的时候只吃一半的面包。
- 在点比萨时，请放弃深盘或传统厚皮比萨，选择薄脆饼皮。与其在晚餐时吃四片比萨，不如先吃一大份加醋和橄榄油的沙拉，然后再吃一两片比萨。

CHAPTER 4

膳食脂肪：优缺功过

Dietary Fats: The Good, the Bad, and the Ugly

杰里米是名神经紧绷的企业家，今年 50 岁出头。他最近刚离婚，工作不顺，健康亮起红灯，只能在周末见孩子也让他有罪恶感。

在我的帮助下，杰里米开始采用一些认知行为策略（第 158 ～ 180 页）以改善他的想法。他也开始改变饮食习惯，并承认结果令他大为吃惊。

其实杰里米以为他吃的食物没有问题。他购买低脂香醋当沙拉酱，经常吃烤鸡肉，逼自己每周喝一杯奇亚籽饮料，每个月也吃几次低脂金枪鱼沙拉搭配全麦面包三明治。

但杰里米的"健康"饮食，特别是他选择的脂肪，代表着美国人饮食中常见的陷阱：他吃太多 ω-6 脂肪酸，而 ω-3 脂肪酸摄入却不够。

杰里米的低脂、低卡香醋是由一家大型食品公司生产，完全不含橄榄油。他选择的品牌用的是成本低廉，对身体却不好的大豆油。他优先选择的非有机烤鸡也提供了过多助长发炎反应的 ω-6 脂肪酸。奇亚籽饮料对某些人是有帮助，然而他的身体必须将 α- 亚麻酸（alpha-linolenic acid，ALA）转换成能"有助思考"的二十二碳六烯酸（docosahexaenoic acid，DHA），以及能"改善情绪"的二十碳五烯酸（eicosapentaenoic acid，EPA）等真正有益的成分，但他的摄取量远远不足。他偶尔吃一次的金枪鱼三明治也无法提供足够的 DHA。更糟的是，那种长鳍金枪鱼汞含量过高，而他最爱的美乃滋使用的是大豆油，而非橄榄油。甚至他从未料到含有油分的全麦面包，也内含有害的氢化油！

我帮助杰里米改变饮食后，他的情绪开始改善，发现自己能更从容地度过难熬的生活转变。抗炎且更健康的脂肪事实上更美味，这点令他感到讶异，也非常满意。他不再使用"轻质"的沙拉酱，改用真正的橄榄油和香醋。食用这些好的脂肪比食用低卡、含糖量高的酱料更有饱腹感，他也意识到，吃得更好让他比以前选择"减肥"食品时更容易感到满足。

当然，食物只是杰里米思考和情绪得到改善的众多原因之一。他也努力修复亲子关系，原谅婚姻失败的自己。通过专注于他在生活中有能力掌控的事物，他能更容易接受自己无法掌控的事物。

脂肪：生而不平等

造成血糖急升，导致脑雾和抑郁的高糖、低膳食纤维加工的碳水化合物只是营养拼图中的一片。你一定得将脂肪也考虑进去，因为脂肪能左右你的思考和情绪。

食用最健康的脂肪——包括橄榄油等单不饱和脂肪酸，和海鲜中抗炎且含量高的 ω-3 脂肪酸——对保持大脑健康非常重要。〔这些脂肪也对大脑发育非常重要。2014 年，美国食品药品监督管理局（FDA）修订了给孕妇和儿童的饮食建议，建议他们每周食用 2～3 份含汞量低的海鲜。〕不论老幼，所有人都应该经常食用健康的脂肪。一项研究显示，摄

取最健康脂肪的人，患认知障碍的概率竟低了 42%！[注1]

　　所以，舍弃"视脂肪为大敌"的旧观念吧！实际上，脂肪是改善大脑健康最有效的食物，而大多数人都该多吃适合的脂肪，而非减量。不幸的是，光看食品标签要分辨脂肪的好坏是非常困难的。标签上常缺乏重要信息，如哪些脂肪含有抗炎的 ω-3 脂肪酸，哪些脂肪含有促炎的 ω-6 脂肪酸。接下来让我们谈谈对长期的大脑健康至关重要的基本信息。

你为何需要 ω-3 脂肪酸

　　对大脑最好的脂肪是 ω-3 脂肪酸。这类脂肪酸有助于预防炎症反应。我们现在知道，预防炎症是维持认知功能和防止抑郁、压力及焦虑的关键。ω-3 脂肪酸可降低我们患心脏病、关节炎等慢性疾病的风险，甚至让癌细胞难以存活。[注2] 它们在认知和行为方面均扮演着重要角色，也是掌管免疫系统和细胞增长的重要激素的基础。

　　我们认为这些 ω-3 脂肪酸是必要的，这表示人体需要它们，却无法自行制造。我们只能从食物中摄取这类脂肪酸，因此尽量能频繁地将这些绝佳脂肪纳入饮食非常重要。

　　大脑健康与否是由数种不同的 ω-3 脂肪酸所掌管的。其中最重要的是与认知相关的 DHA，以及与情绪相关的 EPA。我们需要这两种 ω-3 脂肪酸使大脑健康保持最佳状态，但我们两种都获取得远远不够！美国十大可预防的死因包括吸烟、肥胖、缺乏运动，以及缺乏 ω-3 脂肪酸。[注3] 如同吸烟和暴饮暴食，缺乏 ω-3 脂肪酸也会导致患病，最终可导致死亡。

　　了解以下三种不同的 ω-3 脂肪酸也非常重要。这些 ω-3 脂肪酸与人体的交互作用各不相同，并且在大脑中有不同的功能。

ALA 是植物性的 ω-3 脂肪酸，可从"富含 ω-3 脂肪酸"的意大利面、亚麻籽、核桃和芥花油中获取。问题是人体必须将 ALA 转化为 DHA 和 EPA 才能达到最佳效果，而人体并不擅长这项转化过程，男性更是如此。虽然 ALA 可以减少炎症，但直接食用 EPA 和 DHA 的主要来源，也就是海鲜，效率会更高。[注4] 常缺乏 DHA 的全素食者可从藻类营养补充剂中获得这种营养素，而不必食用鱼油。

转化 ALA

健康年轻男性的转化率：

- 8% 的 ALA 被转化为 EPA
- 0.4% 及以下的 ALA 被转化为 DHA

健康年轻女性的转化率：

- 21% 的 ALA 被转化为 EPA
- 9% 的 ALA 被转化为 DHA

因女性体内的雌性激素较多，女性的 EPA 和 DHA 转化量为男性的两倍。雌性激素在怀孕期间很有帮助，当雌性激素浓度升高时，宝宝就能吸收大量对大脑发育至关重要的 DHA。但正处在更年期的女性，或已经过了更年期的年长女性，体内的雌性激素含量就会降低，因此需要努力从源头摄取 EPA 和 DHA，而不需要通过转化。

DHA 是使大脑"促进思考"的 ω-3 脂肪酸，在鱼类、藻类和富含 DHA 的牛奶中含量最高。DHA 与认知有关，可提高智商，也能促进神经发生。DHA 对大脑发育格外重要，因此孕妇和儿童需求非常大。DHA 对预防脑雾、痴呆和阿尔茨海默病也很重要。实际上，一项大规模研究显示，每周食用 3 份鱼肉的人体内 DHA 浓度最高，和 DHA 浓度低的人相

比，罹患痴呆的概率低了 47%，患阿尔茨海默病的概率也低了 39%。[注5]

EPA 是大脑"改善情绪"的 ω-3 脂肪酸，和 DHA 一样可以通过海鲜摄取（大多数海鲜的 DHA 含量略高于 EPA，但也有少数海鲜中的 EPA 含量高于 DHA）。体内 ω-3 脂肪酸含量低的人容易患抑郁症，甚至会被诊断出注意缺陷多动症。[注6] 提高大脑的 EPA 浓度能大幅改善情绪，预防抑郁，并纾缓焦虑。一项研究显示食用大量鱼类与好心情之间有联系。[注7] 另一项更大型的研究发现，食用 ω-3 脂肪酸鱼油营养补充剂的人，与不食用的人相比，患抑郁症的概率低了 30%。[注8] EPA、DHA 含量高的鱼油营养补充剂可大幅减少抑郁和焦虑症状：一项以压力过大、考试频繁的医学系学生为研究对象的研究结果显示，ω-3 脂肪酸营养补充剂使焦虑症状缓减了两成，同时减少了炎症。[注9]

专家意见

以 EPA 对抗抑郁：如果你正在对抗抑郁或焦虑，和你的医师或精神医师谈谈，看看增加 EPA 含量高的补充剂是否能帮得上忙。多数 ω-3 脂肪酸营养补充剂的 EPA、DHA 比例接近 1∶1，但最多数据支持的 EPA、DHA 比例约为 7∶1。达到这个比例的两个品牌是"OM3 情绪平衡（OM3 Emotional Balance）"和"乡间生活 ω-3 脂肪酸情绪（Country Life Omega-3 Mood）"，这两个品牌都提供了约 1000 毫克的 EPA 和 150 毫克的 DHA。虽然还需要进一步研究，但只含 EPA 而不含 DHA 的配方在改善情绪方面，甚至更为有效。对患有抑郁症或焦虑症的人而言，这些 EPA 含量高的补充剂可能是氟西汀、阿普唑仑等处方药物的替代品，而且效果极佳，也许还能和药物相辅相成。与大多数有副作用的处方药不同，鱼油对健康反而有各种好处。

正确的比例

多数人认为 ω-3 脂肪酸就像维生素 C 或钙，只要达到每日建议摄入量就够了。但不仅 ω-3 脂肪酸摄取量要充足，引起发炎并导致严重健康问题的 ω-6 脂肪酸摄取量也得尽量减少。同 ω-3 脂肪酸一样，ω-6 脂肪酸也是必需的，这意味着人体不能直接制造它，只能从食物中摄取。

问题是现代饮食中的 ω-6 脂肪酸实在太多，相较之下 ω-3 脂肪酸就显得更少了。ω-6 脂肪酸存在于各种加工食品和精制植物油中，几乎包括潜伏于市面上每一种包装食品内的大豆油。

ω-3 脂肪酸和 ω-6 脂肪酸在人体和大脑中作用会互相抵消：ω-3 脂肪酸减缓发炎，ω-6 脂肪酸则促进发炎。人类演化时，饮食中的这些必需脂肪酸的比例大概就是 1∶1。

然而，近期由于工厂化农场生产的动物、加工零食征服世界和鱼类食用量的减少，比例中的 ω-6 脂肪酸已越来越强势。理想的 ω-6 脂肪酸与 ω-3 脂肪酸比例应为 2∶1，但多数美国人现在 ω-6 脂肪酸的摄取量为 ω-3 脂肪酸的 10 ～ 25 倍。这样的不平衡可能导致更多炎症、更多抑郁症患者、更多焦虑症案例，和更多脑雾受害者。

恢复这比例平衡是改善思考及情绪非常重要的一步。

增加 ω-3 脂肪酸摄取量

那么，该如何在饮食中增加 ω-3 脂肪酸呢？简言之：鱼、鱼，和更多的鱼。大概没有什么比食用适当种类的海鲜对大脑更有益了。一项追踪数百名男性十年的研究指出，不吃鱼的男性与经常吃鱼的男性相比，前者的认知能力下降是后者的 4 倍，而且鱼肉中的 DHA 已被证实可对抗

阿尔茨海默病标志的斑块。[注10]

专家意见

食用营养补充剂很好，但这样只完成了一半。为了获得健康上的最大利益，你也应该经常食用真正的鱼肉。因为鱼肉中的硒、锌、铁等辅因子有助于人体最大化 ω-3 脂肪酸的益处（详细解释请见第 60～62 页）。这些营养素中，有些本身便具有保护大脑的功效，比如说硒已被证实可改善认知和情绪，也可能有助于预防产后抑郁症。[注11] 而硒浓度过低也与认知能力下降有关。[注12]

但不是所有鱼类都一样。有些鱼可能含有大量 ω-6 脂肪酸。像许多人工养殖的鱼类——特别是现在随处可见的罗非鱼——便是用含大量 ω-6 脂肪酸的饲料喂养的，因此无法供给大脑急需的 ω-3 脂肪酸。[注13]

另外，由于汞中毒与记忆丧失和抑郁有关联，选择鱼的种类时也应考虑汞污染这个因素。[注14] 发育中的大脑对汞特别敏感：体内汞浓度较高的母亲生下的孩子认知表现较差。[注15] 虽然鱼肉是我们接触到汞的主要管道，我们还是不应避免食用鱼肉，因为鱼肉是现有的食物中对大脑最健康的来源。证据就是：食用较多鱼肉（但汞含量较少）的母亲生下的婴儿认知能力较强。[注16]

关键是选择 ω-3 脂肪酸含量最高、有毒物质含量最低的鱼类。比较实用的大方向是优先选择野生捕获的鱼，其次才是人工养殖的鱼。虾和扇贝的 ω-3 脂肪酸含量虽不如鲑鱼或沙丁鱼，但有毒物质含量较低。[注17]

专家意见

喜爱鱼肉的日本人不用太担心汞污染问题。原因很简单，他们吃鱼的时候常搭配茶。黑咖啡、绿茶或红茶可减少 50% 以上的汞暴露量。食用寿司时这点格外重要，因为生鱼会使你接触到的汞含量比熟鱼高。[注18]

为了使选择更容易，蒙特雷湾水族馆（Monterey Bay Aquarium）与哈佛大学公共卫生学院与环境保护基金会（Harvard School of Public Health and Environmental Defense Fund）联手，制作了颇为简短的清单，列出了富含 ω-3 脂肪酸，且汞和多氯联苯（PCBs）等污染物含量少，可持续捕获的鱼类。

下列是应作为饮食重点的鱼类：

- 长鳍金枪鱼，拖钓或以钓竿捕捉，新鲜或装罐，美国或不列颠哥伦比亚省产
- 北极红点鲑，养殖
- 尖吻鲈，养殖，美国产
- 银鲑鱼，养殖，美国产
- 邓杰内斯蟹，野生，加利福尼亚州、俄勒冈州或华盛顿州产
- 长鳍鱿鱼，野生，大西洋产
- 淡菜，养殖
- 牡蛎，养殖
- 太平洋沙丁鱼，野生
- 粉红虾，野生，俄勒冈州产
- 彩虹鳟鱼，养殖
- 鲑鱼，野生，阿拉斯加州产
- 牡丹虾，野生，不列颠哥伦比亚省产

下列为最好避免食用的鱼类，不幸的是这份清单也一样长：

- 罐装黄鳍金枪鱼
- 罐装长鳍金枪鱼（标明拖钓或以钓竿捕捉的除外）
- 金枪鱼排
- 龙虾
- 鲤鱼
- 比目鱼
- 鲈鱼
- 河鲈
- 黑线鳕
- 无须鳕
- 鲷鱼
- 大比目鱼
- 鲭鱼
- 棘鲷
- 海鲈鱼
- 鲨鱼
- 旗鱼
- 罗非鱼
- 马头鱼

除了有毒物质含量高，清单上许多种类中，有益思考及情绪的 ω-3 脂肪酸含量远低于第一份清单。

专家意见

如果你觉得这些信息令你头昏眼花，我推荐一款很棒的手机应用程序，以及开放下载的区域性指南，可到 seafoodwatch.org 下载。详细采购建议请见第六部分，第 168 ～ 170 页。

另一个健康的脂肪来源：橄榄油

ω-3 脂肪酸已证明脂肪本质上对人未必不好，胆固醇也一样。事实上，研究显示，胆固醇太低与抑郁症有关，而且男女皆准。重要的不是胆固醇本身，而是胆固醇的种类。坏胆固醇存在于饱和脂肪（saturated fats）和反式脂肪（trans fats）中，与大脑中的阿尔茨海默病标志——淀粉样斑（amyloid plaque）有关。[注19] 最糟糕的胆固醇类型是氧化胆固醇（oxysterol），存在于油炸食物和部分氢化油（partially hydrogenated oil）中。

减少摄取不健康的饱和脂肪酸，并摄取更多单不饱和脂肪酸（monounsaturated fat）非常重要。单不饱和脂肪酸能降低低密度脂蛋白胆固醇（坏胆固醇），而不影响高密度脂蛋白胆固醇，也就是好胆固醇。而饮食中单不饱和脂肪酸的最佳来源便是：橄榄油。

特级初榨橄榄油（用于沙拉酱）和橄榄油（用于烹调，因为初榨橄榄油在高温下较不稳定）是改善思考及情绪的最佳办法。橄榄油富含多种抗炎化合物，包括能预防阿尔茨海默病的多酚（polyphenol），并含有大量油酸（oleic acid）。油酸是种健康的单不饱和 ω-9 脂肪酸（ω-9 脂肪酸是单不饱和脂肪酸，对人体非常好，但不同于 ω-3 脂肪酸和 ω-6 脂肪酸，可由人体制造，因此不算是必需脂肪酸）。

为了在饮食中尽量多摄取橄榄油，你应该在早餐的（无面粉）烤面包上涂橄榄油，在午餐的沙拉中加入一大匙橄榄油，并且以橄榄油烹调晚餐的鲑鱼（关于去哪里取得最健康的食物，请见第 160 ～ 171 页）。这种食材真的对大脑非常有益。

有一项大规模研究发现，随着年龄的增长，将橄榄油用于烹调和沙拉调味的人认知功能最佳，甚至优于只将橄榄油用于烹调或沙拉调味的人。[注20] 这样频繁地使用橄榄油可以降低 41% 的中风风险。[注21] 搭配鱼肉和蔬菜食用橄榄油，也可以降低轻度认知障碍的风险，此类损伤包括可能恶化成阿尔茨海默病的损伤。[注22]

橄榄油也能帮助你改善情绪。富含橄榄油的地中海饮食经证实，也可保护人免患抑郁症。[注23] 饮食中有大量反式脂肪的人，与饮食中有大量橄榄油、坚果和鱼肉等健康脂肪的人相比，罹患抑郁症的风险增加了48%。[注24]

若你的橄榄油用完了，菜籽油是尚可接受的第二选择，因为它的脂肪组成与橄榄油相近。相反地，就应该试着在饮食中尽量减少或消除大豆油。这是因为不论知不知情，你都已吃下了大量的大豆油。如果你的食物储藏柜里有任何市售调味料、美乃滋或意大利面酱，其中大概都含有非常大量的大豆油。看看瓶子背后的成分表——明白我的意思了吗？因为大豆油的多不饱和脂肪比单不饱和脂肪多，且是美国饮食中的主要 ω-6 脂肪酸来源，调味料中含大量大豆油会是个问题。减少食用量，对重拾饮食中的最佳 ω-3 脂肪酸与 ω-6 脂肪酸的比例帮助很大（详细采购建议请见 "七天情绪革命"，第 160 ～ 171 页）。

就算你自认为食用的脂肪是好脂肪，但做了这件简单到不行的替换，如停用大豆油并改用橄榄油，或吃野生鲑鱼沙拉，而不吃平常吃的金枪鱼，你可能依旧会因自己的情绪大幅改善而感到惊讶。

蛋白质：构成人体和大脑的基础

Proteins: The Building Blocks of the Body—and Brain

凯特琳是位 30 岁出头的苗条女性，从事与时尚相关的工作。她过着自认非常健康的生活。如同许多美国女性，她也相信了食品营销中那套高蛋白质体重管理风潮。这种饮食方法的内容包括断绝高脂、高碳水化合物的食物，她的饮食以蛋白质奶昔为主，辅以脱脂牛奶、高蛋白豆制品、鸡蛋和烤鸡沙拉。她来找我是因为她一直感觉焦虑易怒，但又想不透为什么。除了外表漂亮，她希望心情也一样美丽。

虽然高蛋白饮食是健康饮食的一部分，但若想改善情绪，食用优质蛋白质也很重要。麻烦的地方在于 ω-3 脂肪酸和 ω-6 脂肪酸成分并未列于营养成分标签，但摄取 ω-3 脂肪酸是减少炎症、焦虑和抑郁的关键。因此，非有机的烤鸡肉或许能帮你减重，但其中有大量 ω-6 脂肪酸，而ω-3 脂肪酸却很少。有机鸡胸、野生鲑鱼和核桃是能帮助你改善情绪，同时防止体重增加的较佳选择。

所以凯特琳和我把重点放在改变她的饮食上。我要求她做的改变中，最困难的是从喝无脂的传统脱脂奶，改成喝有机低脂奶。这可以帮助她摄取更多减缓焦虑的 ω-3 脂肪酸。低脂奶的热量虽然比脱脂奶高，却也能够让饱腹感更持久。这种简单的替换也能协助她的身体吸收脂溶性维生素 D（和其他维生素一起），进而提升活力。

她也检视了她食用的其他蛋白质，以替换成有机动物性产品和干净的海鲜。这些蛋白质能提供更多改善情绪的 ω-3 脂肪酸，而引起炎症的 ω-6 脂肪酸也较少。她以热量稍高的黑豆汉堡取代了低价的大豆汉堡，甚至偶尔食用有机的草饲牛肉汉堡。凯特琳也开始每天食用一份干净的海鲜，并了解到低卡和低碳水化合物不代表绝对的健康。

我们还在凯特琳的饮食中加入更多碳水化合物，像豆类、新鲜水果、有机乳制品和健康谷物。这些健康的碳水化合物帮助她提升了血清素水平，进一步降低了她的焦虑程度。她渐渐认识到碳水化合物并非完全不好，正如蛋白质并非完全有益。这微妙的平衡，需要我们深入检视营养成分数据才能了解。她开始一点一点地改变饮食，焦虑感也减轻了许多。

最后，除了在饮食上做的小调整，凯特琳还在生活的其他方面做了许多大幅改变，包括新养成的冥想习惯和把运动当作优先事项。不久之后，她注意到自己的情绪有显著不同，工作压力虽然依然存在，却觉得容易承受多了。只是在饮食上做了几项简单的改变，就能让她在日常生活中感到轻松许多。

蛋白质解密

除了碳水化合物和脂肪，蛋白质是饮食的另一项主要组成，不过这三大类的重复性很高。鱼类是蛋白质的来源，也含有优质脂肪，牛奶则含有碳水化合物和蛋白质。由于这套疗程是全面性的，我们会探讨这些食物如何影响大脑和行为。

和脂肪一样，我们很难判断食用哪一种蛋白质最好。肉类、乳制品、鸡蛋和豆腐这些食物不会在营养成分标签上列出最重要的信息。以下是可能缺少的关键项目：

- 含有激素、抗生素和杀虫剂
- 使用的饲料类型和有效期
- 大豆制品内的异黄酮含量
- 色氨酸与酪氨酸等氨基酸的含量
- 食品加工过程

我们来看看几个类型的蛋白质，以及如何善用每一类型才能为大脑带来最多好处。

大豆

某些天然形式的大豆的确有益健康，但美国人食用过多加工产品，如大豆分离蛋白（soy protein isolate）、纹理大豆（textured soy）、植物蛋白（vegetable protein）和大豆粉（soy flour），这些全是食品公司用来在各种食物中添加蛋白质或提升口感用的廉价成分。这样的加工过程会在食物中增加大量异黄酮（isoflavones）——类似雌性激素的构造体，经动物实验显示与不孕和卵巢功能异常有关。[注1]经常食用大豆汉堡、大豆酸奶和素肉的素食者，应格外留意大豆分离蛋白。

专家意见

如果你是素食主义者，别吃非有机大豆蛋白制成的廉价大豆汉堡，而要从豆类和发芽谷类中取得蛋白质，或者以黑豆和鹰嘴豆自制的素食汉堡。你也可以找大豆蛋白标签为有机或非转基因（GMO）的食物食用。

我们在前一章已知道大豆油会带给人体过多的 ω-6 脂肪酸，但那不是大豆唯一的问题。非有机或非转基因大豆所含的农药，在非有机食物中是数一数二地高，这还不够糟的话，美国有超过九成的大豆都是转基因的。

有关转基因生物的争议可以写满一整本书，所以我就简单地说，我们唯一知道的是，目前尚未查明长期下来转基因生物会如何影响人体健康，其中也包括大脑健康。说到大豆，转基因作物大致都布满农药，因为大豆经过基因改造，对农药免疫，所以喷洒农药也杀不死。这应该不是你点那些"健康"素香肠时真正想要的吧？

非有机大豆的问题甚至更严重，因为绝大多数加工大豆都得靠己烷（hexane）提取。己烷是一种有毒的石油副产品，由于仅用于食物"加工"，这种神经毒素进入食物的用量未经检验，也没有在成分表上公开。可是己烷已经被证实会造成头痛、恶心和疲劳等症状。如果你购买有美国农业部（USDA）有机认证，或标明为 100% 有机的大豆产品，即表示没有用己烷加工，但就连正面标着"有机成分"的产品，也可以包括以己烷加工的非有机大豆。综合上述理由，只购买有有机或非转基因标签的大豆产品相对比较安全。

但我的意思不是所有大豆都不好——并非全部！以完整、天然的形态食用时，大豆是一种完全蛋白质，也就意味着其中含有所有必需氨基酸，包括色氨酸和酪氨酸，这两者分别是制造血清素和多巴胺所需的物质。[注2] 大豆蛋白能提高脑中使人愉悦的血清素含量，从而改善情绪。[注3] 大豆卵磷脂（soy lecithin）可降低遇到困难时会释出的压力激素含量，帮助人体应对压力。而大豆也可能改善认知能力。[注4] 要得到这些好处不需要食用太多大豆，每日一份便足够了。

但我们该吃什么样的大豆呢？素食者和非素食者的最佳选择是发酵大豆，包括丹贝、味噌、纳豆和淡酱油，它们不仅能增强脑力，还富含抗癌物质。非发酵大豆包括所有加工大豆，如大豆分离蛋白和纹理植物蛋白，这类大豆具有抗营养的特性，可能导致抑郁、体重下降和疲惫。大豆发酵可以终止这些有害过程。丹贝这种发酵大豆是最健康的大豆类型，第二好的选择则是豆腐、毛豆形式的大豆，适量食用对健康也有好处。

大豆的重点整理

1. 每天一份豆制品可以帮助你思绪更清晰，心情更愉悦。
2. 发酵的全大豆产品如丹贝、味噌和纳豆，都比大豆分离蛋白要好。
3. 虽然豆腐和毛豆不如发酵大豆健康，但比大豆分离蛋白等大豆加工产品更健康。
4. 有机或非转基因豆制品比非有机豆制品更健康。

畜产品

谈到畜产品，我必须再三强调选用有机产品的重要性。如同有机蔬果一样，有机奶、鸡蛋、乳制品和肉类比传统同类产品干净、安全得多，我认为在这方面多花钱非常值得。实际上，选择有机奶、鸡蛋、乳制品和肉类，甚至比选择有机农产品更为重要。有机的农产品和畜产品大致上都比较干净，但有机畜产品含较多对大脑有益，且能抗炎的 ω-3 脂肪酸，而 ω-6 脂肪酸也较少。

可以在开放空间生活的蛋鸡和乳牛，比起被关在传统工厂化农场中，生活在恶心且遭排泄物污染的笼子和畜栏里的动物，前者的生活环境干净许多。污秽物遍布的环境可能会导致感染，这也是传统工厂化农场给动物注射大量抗生素的一个原因。而这种做法导致动物和人类体内的细菌产生抗药性。

肉类

我们从肉类开始说起。普通芝士汉堡的饱和脂肪酸和有机草饲牛肉中的饱和脂肪酸非常不同。有有机、草饲、放养或放牧标签的牛肉，其 ω-3 脂肪酸含量通常明显较高，而 ω-6 脂肪酸含量明显较低。以传统方式饲养的牛肉，其中 ω-6 脂肪酸与 ω-3 脂肪酸的比例为 7.65：1。草饲牛肉的 ω-6 脂肪酸含量则降低至 1.5：1 的绝佳比例。[注5]

其他肉类也相同，放养的鸡比谷类饲养的鸡含更多 ω-3 脂肪酸。[注6]〔但请别忘了：乳制品、肉类、蛋等畜产品中的 ω-3 脂肪酸类型主要为 α-亚麻酸（ALA）。ALA 虽好，却远不如大多存在于鱼肉中的 EPA 和 DHA 有效果。〕

一般肉类可能也含有多氯联苯和二噁英，这类产品虽然已被广泛禁用，但仍残留于环境中，并可能导致癌症和神经系统问题。[注7] 多氯联苯和二噁英是生产农药的工业程序中所产生的，所以草饲、有机肉类通常含有较少这类毒素。草饲肉类通常也比一般肉类瘦，因此较不易导致癌症。[注8] 肉类中的氨基酸暴露在高温下时形成的化学物质类型已被证明是致癌的。

你选择的肉越瘦，就越不会暴露于这些风险下。不论烹调何种类型的肉品，烘烤前都要先腌过，烘烤时要经常翻面，烤到五分熟便食用，不要烤到全熟。这些策略皆被证实有助于减少肉品的毒性。

另一种看似"健康"的一般肉品是加工的午餐肉。虽然某些午餐肉可能很瘦，但原料几乎全为传统方式饲养的动物，这意味着鲜少含有足以滋养大脑的 ω-3 脂肪酸。相反地，这些肉品通常含有大量诱发炎症的 ω-6 脂肪酸，可能会造成情绪不佳。一项 20 万人参与的研究发现，食用最多加工肉品者，和食用最少者相比，罹患最致命的癌症之一——胰脏癌的风险增加了 68%。这很可能与午餐肉加工的方式有关，因此远离所有加工午餐肉为妙，即使是使用草饲肉加工的。食用最多红肉的人，患胰脏癌的风险也会显著增加，但不如食用加工肉品的人多。这又是另一个减少肉类摄取量的极具说服力的原因。

乳制品

有机牛乳是另一个在饮食中增加 ω-3 脂肪酸（并减少 ω-6 脂肪酸）的方式。针对有机与非有机牛乳的全国性大规模研究发现，有机牛乳比起非有机牛乳，所含的 ω-3 脂肪酸多了 62%，而 ω-6 脂肪酸少了 25%。这真是巨大的差异！

由于除去脂肪意味着减少 ω-3 脂肪酸含量，抛弃浓度低的传统脱脂奶，便可享受更多这类的健康脂肪。虽然照理来说，必须减少脂肪才能维持苗条的身材，但 2013 年的研究发现，喝低脂奶的儿童比起喝全脂奶的儿童，身材苗条的概率较小。^{（注9）} 所以，与其喝脱脂奶，不如选择含脂肪的乳制品——只是要保证你喝的是有机产品。

饮用有机乳制品，也有助于修正普遍常见的维生素 D 缺乏症，而缺乏维生素 D 可能会导致情绪问题。维生素 D 是脂溶性的，因此需要和脂肪一起摄取，人体才能利用。虽然一般乳制品中的饱和脂肪可能对心脏有害，但存在于有机乳制品中的共轭亚油酸（CLA），能抵消乳制品中饱和脂肪的副作用，也就是心脏病发作。（注10）有机牛肉和草饲牛肉中也有较多 CLA，似乎也能保护你的心脏不受这类脂肪的危害。简而言之，我们在胆固醇和饱和脂肪两个词之间下意识的联系，只限以传统方式饲养的肉类和乳制品。

蛋

有机蛋和其他畜产品一样，通常比一般产品健康许多。一项近期实验发现，放养且可以自由食用营养丰富的草的鸡产的蛋，相比食用布满农药的转基因饲料的鸡产的蛋，含有两倍以上的 ω-3 脂肪酸和维生素。

有机鸡蛋含有较少的饱和脂肪和可以保护心脏的共轭亚油酸，有机鸡蛋来自放养或放牧的鸡，它们可以自由地吃有营养的草，而不是富含农药的转基因食物，这与传统养殖的品种完全不同。但在超市挑选出最健康的蛋可能不太容易——这正是以最大化利益为目标的蛋商打着的主意。（注11）别被以下任何出现在鸡蛋盒上的字眼骗了：

- 全天然
- 不关笼
- 植物饲料喂养
- 使用巴氏消毒法

"ω-3 脂肪酸强化"鸡蛋可大幅增加 ω-3 脂肪酸与 ω-6 脂肪酸的比例，但以富含 α-亚麻酸（ALA）的亚麻籽喂食，并不表示你可以吃到没有使用有大量农药的谷物以及未注射激素的鸡所下的蛋。

你应该锁定以下一个或多个字眼：

- 有机

- 放养

- 放牧

替代的蛋白质来源：调整

我是第一个承认有机畜产品比一般同类产品高价的人，但有办法可以平衡你在日用品上的花费。对钱包和大脑的健康来说，最重要的一点是试着将肉类、乳制品和蛋的摄取量减半。多数美国人都食用过多的畜产品了。

从干净的鱼类和发芽谷物面包中便可轻易提高蛋白质摄取量，两片发芽谷物面包就含有 8 克蛋白质。只吃 8 盎司（约 227 克）野生鲑鱼和两片发芽谷物面包，便已吃下 30 克的蛋白质，这样的量已经多于中等运动量的人 1 天所需的 45 ～ 55 克的一半了。豆类是另一个极佳的蛋白质选择，每份豆类约有 15 克蛋白质，所含的抗氧化剂更是数一数二地多，可以中和对大脑的有害影响，也能降低患阿尔茨海默病及帕金森病的风险，而且比肉类便宜。[注12] 以豆类替代饮食中的部分肉类，不但能省钱，还可以增加抗氧化剂、减少炎症。

豆类的 ω-3 脂肪酸与 ω-6 脂肪酸的比例也是值得赞赏。有别于工厂化农场饲养的鸡，某些高蛋白豆类的 ω-3 脂肪酸比 ω-6 脂肪酸更多。另一个好处是，豆类含有色氨酸和酪氨酸等氨基酸。如你所知，这些皆是人体制造血清素和多巴胺所必需的营养素。豆类也含有包括叶酸的维生素 B 族，是人体将氨基酸转换成改善情绪的神经递质所必需的营养素。

减少肉类摄取时，另一种值得尝试的低价蛋白质来源是乳清（whey）与酪蛋白（casein）——特别是草饲或有机的品类。乳清蛋白有助于白天燃烧热量，酪蛋白则非常适合在睡前摄取，因为它有助于在睡眠时留住瘦的肌肉。不论吃荤吃素，豌豆蛋白粉均是另一个极佳的选择。将这些蛋白粉与浆果或蔬菜混合，再加上有机或无糖的杏仁奶。

专家意见

我在运动后最爱的奶昔：香草乳清蛋白粉、无糖香草杏仁奶、有机蓝莓、一把羽衣甘蓝、一把菠菜、水和冰块。试试看吧，美味又能饱腹！更多我最爱的冰沙，请见第 230 页附录 B 的"调理机、瓶子和一美元"。

当谈到多花一些钱在有机肉类上，你可以把这当作金钱的重新分配。你会等到所有助长发炎的高 ω-6 脂肪酸食物导致身体衰弱时，再在日用品上省几块钱，去累积大把医疗账单？还是现在多花点钱，过健康、有创造性的生活，长期下来更能省下大笔金钱？记住：人如其食。

还有，别忘了消费者需求会造成价格全面下跌。在我购买大部分日用品的连锁杂货店，现在需求已增长到该店推出自有品牌的有机蛋，价格也比之前低廉许多。有机牛奶亦然，我每次去那里购物，价格就好像又低了一点。希望有机产品有一天能成为常态，不再是特例。

CHAPTER 6

改良型地中海饮食

A Modified Mediterranean Diet

切尔西年近 30 岁，是一名新闻制作人。她的工作要求她随时处于"开机"状态，准备好随时接到通知出发。她和朋友吃晚餐，甚至约会时，眼睛还常常盯着手机屏幕，以随时查阅短信、电子邮件和新闻快报。切尔西的身体遭受一种不停分泌的名为"皮质醇"的压力激素的影响。皮质醇浓度居高不下会导致多巴胺浓度过低，大概就是因为这样，切尔西就算能（罕见地）好好地睡一觉，也依然感到不舒服。

切尔西以大量的咖啡因来应对这些低多巴胺、低能量的症状。她有时会喝 10～12 杯咖啡、2～3 罐健怡汽水，偶尔也喝能量饮料来度过漫长的一天。有时间吃午餐时，她会在大厅的熟食店买个火鸡三明治和薯片吃。

俗话说"有起必有落"。夜里，酒精能帮助切尔西放松。承受这么多咖啡因和过多压力后，她经常需要 3 杯葡萄酒才能纾缓下来，有时甚至需要 4 杯。她的晚餐通常是几片比萨或鸡肉饭。如果睡不着，她会吃一点苯海拉明（Benadryl）。当然，隔天醒来时便会感到乏力，需要 4 杯咖啡才能开始工作，然后上述的循环又再来一次。

喝太多咖啡和酒本身就是个问题，但切尔西的问题根源是饮食。她的饮食缺乏各种蔬菜、完整的水果和蛋白质，无法提供大脑维持能量所需的维生素、辅因子和氨基酸。少了菠菜、花椰菜、蓝莓、羽衣甘蓝、有机蛋和野生鲑鱼中的叶酸、维生素 B_{12}、维生素 C、维生素 D、钙、酪氨酸和 ω-3 脂肪酸，切尔西的身体拼命地要制造出她度过一天所需的多巴胺。有了较健康的多巴胺水平和能量值，她便不需要这么多咖啡。不喝这么多咖啡，她就不需要这么多酒精。少了这么多咖啡因和酒精，她的睡眠质量便可以得到改善，醒来时便会有充分休息的感觉。难怪她总是觉得这么累。对切尔西而言，过量的咖啡和酒，仅仅是真正问题的症状。若能适量摄取，咖啡和红酒其实是对大脑最健康的饮料。饮用过量，则会对大脑和人体造成危害。

找我咨询一次后，切尔西做出一个似乎非常可行的改变。她买了几袋冷冻蔬果，开始制作冰沙。一杯蓝莓、羽衣甘蓝、菠菜和香草蛋白奶昔，能在她跑新闻走不开时解救她。单是一杯简单的晨间饮品，便帮助她将每日的蔬果摄取量从一两份提升到七份。这些奶昔对挤出时间摄取真正的食物也有好的帮助，而切尔西也是在我协助她重新安排一天的优先级后，才抽得出时间食用真正的食物。

我告诉她，若能优先考虑她的健康，偶尔漏掉一则新闻也没有关系。她当时健康状况虽然还不错，但无法长时间继续这种生活方式。

体内物质不再剧烈变化对切尔西帮助十足。头几天她的身体为了适应健康的咖啡因摄取量，虽然有轻微的头痛，但疼痛很快便消失了。因为从食物取得了更持久的能量后，切尔西不再需要依赖过量咖啡。而且，由于她每日只喝两三杯咖啡或绿茶，她晚上也不需要那三四杯酒和苯海拉明来帮助入眠。晚餐和朋友喝杯黑皮诺，感觉比独自在沙发上看着电视喝下一瓶酒好多了。

切尔西深刻了解她所面临的问题有长久的解决之道，因而获益良多。没错，她的工作压力非常大，这点并不会变，但借由改变生活方式，她可以达到平静的状态，这能帮她平安度过任何风暴。

饮食：整体情况

我们已讨论过多种简单而对大脑有长期帮助的饮食变化：食用不使血糖骤升的复合式碳水化合物（complex carbohydrates）、提高鱼类摄取量，并以橄榄油烹饪食物。事实上，这些习惯中有许多是著名的地中海饮食所提倡的基础原则。希腊、意大利和西班牙人已遵从这种饮食数个世纪，其健康成效惊人。依照地中海居民的方式吃东西，可以降低出现慢性健康问题，减少罹患心血管疾病、帕金森病与阿尔茨海默病的风险。

地中海人另一个长寿和维持苗条身形的秘诀，是每天不断食用非常大量的蔬果。地中海的人也避免从饮料中获得空热量（Empty Calories）（译注：空热量是指该食物的热量来源多为较单一的碳水化合物、蛋白质或脂肪，且成分中鲜少维生素和矿物质等营养成分），而是选择喝两种对大脑健康较好的饮品：咖啡和葡萄酒。

蔬菜和水果：幸运数字7

多年来，专家不断宣扬我们每日都应该吃5份蔬果，以达到最佳健康状态。然后，在2013年，一项研究调查了超过8万人，探讨蔬果摄取量和快乐的感受有何关联。结果发现，每日食用7份蔬果的人更快乐、放松，且抑郁频率较低。[注1]

得到这个结果的原因很多。蔬果有强大的抗炎及抗氧化功效，可以保护大脑。它们支持神经发生，并含有各种已经被证实可帮助我们改善思考及情绪的维生素。尤其是蔬菜与浆果，它们提供的保护大脑的元素不会像其他水果或果汁那样使血糖骤升（如第 155 页所写，浆果对保护晚年的认知能力、预防记忆力下降及延缓痴呆，效果格外好。就算你还没到需要担心老年心理疾病的年纪，也应该好好读这一部分）。

谈到使心情愉悦，维生素 B 族、维生素 A、维生素 C、维生素 D 和维生素 E、钙和碘均与改善情绪、认知能力及增加能量有关。基本原则是，吃越多农产品，就越可能得到身体和大脑发育所需的各种维生素和矿物质。

问题是，美国人平均每日只摄取 3 份蔬果（高血糖指数的土豆不算在内）。当我们摄取的蔬果不够时，便会缺乏维生素和矿物质，而缺乏这些营养素时，思考和情绪便无法达到最佳状态。以下是一些对大脑健康及情绪稳定最为关键的维生素。

摄取什么：叶酸

这种维生素 B 族对心情愉悦非常重要，现在甚至用作处方药治疗抑郁症。但与其吃药，你可以从"七天能量革命"过程中会吃的蔬菜中，得到足够的叶酸。你或许对叶酸很熟悉，它是合成形式的叶酸盐，可以在麦片和其他谷物这类强化食品中找到。但多数美国人都食用太多碳水化合物，可能会导致脑雾和体重增加。更好的解决之道，是从几乎所有人都负担得起的东西，也就是蔬菜中取得叶酸。研究显示叶酸可增加血液中的 DHA ω-3 脂肪酸浓度，促进神经发生和减少炎症，进而对抗抑郁症、脑雾、痴呆。[注2]

从哪里摄取

菠菜、芽球甘蓝、长叶莴苣、芦笋和花椰菜均含有高浓度叶酸，小扁豆、芸豆和豇豆等豆荚植物也是。

摄取什么：维生素 B_{12}

在 26 ～ 83 岁的人中，约有 40% 的人体内维生素 B_{12} 浓度过低，因抑郁症住院的患者中有 20% 的人缺乏这种对于支撑情绪、能量和认知不可或缺的维生素。[注3]

从哪里摄取

有机鸡蛋和鱼类是维生素 B_{12} 的绝佳来源。

摄取什么：维生素 D

若你整天待在室内，或吃很多传统饲养的肉类，而很少吃鱼，你大概会缺乏维生素 D。事实上，一项新研究显示，约 75% 的美国青少年及成人对这种有益思考及情绪的维生素摄取量严重不足。[注4] 近期针对 14 项不同研究的分析也发现，研究对象的维生素 D 水平越低，就越容易感到抑郁。[注5] 维生素 D 也是正常吸收钙所必需的营养素，而缺乏钙本身则会导致焦虑和抑郁。

从哪里摄取

鲑鱼所含的维生素 D 为所有食物之最，野生鲑鱼内的含量又比受污染的养殖鲑鱼高得多。蔬果里也含有维生素 D，因此我们将在第一周增加食用的农产品量。从现在起，一天七份蔬果是我们的黄金守则。晒 15 ～ 20 分钟的太阳，是另一个获得维生素 D 的好法子。

了解辅因子

许多人看到每日吃七份蔬果的建议觉得太夸张，因此决定通过吃药补充不足。然而你无法从药丸中获得均衡饮食的益处，原因不胜枚举。原因之一是人体需要一种叫作辅因子（cofactor）的物质，它能让我们从吃下肚的任何食物中，获取到最多营养。辅因子是帮助人体将饮食中摄取的氨基酸，转换成使心情愉悦的神经化学物质血清素和多巴胺的分子。

让我们看看下面这个非常简单的图解，看看你吃下普通的藜麦后，身体如何制造血清素与多巴胺。藜麦绝对是对健康极佳的碳水化合物——特别是和正确的食物搭配时：

色氨酸（一种存在于藜麦中的氨基酸）→5-HTP（5-羟色氨酸，一种氨基酸和血清素前体）→血清素（纾缓焦虑的神经递质）

但先等等！你的身体若缺乏辅因子这个"辅助分子"，上述的转换过程就无法顺利完成。人体若得不到足够的香蕉中的维生素 B_6 和瑞士甜菜中的镁，会发生什么事呢？你的身体就无法轻易将藜麦中的色氨酸转换成血清素。

当然，问题不止于此。低血清素水平与焦虑和悲伤有关。血清素也会转化为助眠的褪黑素（melatonin）。所以，你若无法获得足够的血清素，也可能有失眠问题（随着年纪增长，褪黑素生成减少后更是如此）。所以，如果你真的想改善思考及情绪，就应该食用其他有益于大脑的蔬果搭配藜麦。

色氨酸（来自藜麦）➡️维生素B$_6$（来自香蕉）➡️镁（来自瑞士甜菜）➡️5-HTP➡️血清素（感到更愉悦）➡️褪黑素（睡得更好）

现在，让我们看看你从早餐的水煮蛋中得到的多巴胺：

酪氨酸（一种存在于有机蛋中的氨基酸）➡️左旋多巴（L-dopa，一种氨基酸及多巴胺前体）➡️多巴胺（缓解抑郁的神经递质）

好，辅因子究竟在哪里？你的身体若得不到足够的菠菜中的铁、黄色甜椒中的维生素 C 和芦笋中的叶酸会发生什么事？你的身体就会无法将有机蛋中的酪氨酸转换成之后会形成多巴胺的左旋多巴。

低多巴胺水平与抑郁症、注意缺陷多动症和成瘾行为相关。但问题也不止于此。多巴胺会转化为其他使心情愉悦的神经递质，如去甲肾上腺素（norepinephrine），但要执行这项转换过程就需要铜。所以，如果你不单吃蛋，还吃搭配各种不同蔬菜的美味的蛋卷如何？

酪氨酸（来自有机蛋）➡️铁（来自菠菜）➡️维生素C（来自黄色甜椒）➡️叶酸(来自芦笋)➡️左旋多巴➡️多巴胺（思绪更清晰，心情更愉悦）➡️铜（来自蘑菇）➡️去甲肾上腺素（思绪更清晰，心情更愉悦）

看，就是这样，你已经提供了大脑午餐前维持最佳运作所需要的一切。当然，这里仅以几个人体和大脑运行依赖的辅因子为例。每日食用各种蔬菜和完整的水果，便可确保从食物中得到最大的益处。

调整咖啡因

那么咖啡因呢？在地中海沿岸的某些地区（你好，意大利！），咖啡是文化中非常重要的一部分。地中海地区的居民已经了解：饮用适量且种类适当的咖啡因，是对抗脑雾、改善日常生活及长期维护大脑健康的秘密武器。咖啡因本身并不像高 GI 碳水化合物那般使血糖升高，但却能暂时替大脑注入一阵（你通常会非常需要的）能量。

不幸的是，太多人避免摄取天然咖啡因，转而喝一般的汽水。我们已经讨论过，汽水会使血糖快速升高并造成脑雾。人工甜味剂可能更糟，因为它们也会干扰肠道中的益菌数量，影响情绪及认知能力。

能量饮料这类型的人工咖啡因或许是最危险的，我们也确实喝得太多了。一项近期的研究发现，30%～50% 的儿童与年轻人饮用这些咖啡因浓度极高的饮料〔"5 小时能量（5-hour Energy）"饮料中含有约 200 毫克咖啡因，相比之下，一杯咖啡含 100 毫克，一杯浓缩咖啡含 60 毫克，绿茶或红茶则含有 40～60 毫克〕。2007 年共发生超过 5000 起咖啡因过量事件，其中近半数人不满 19 岁。[注6] 我们是如此渴求咖啡因，以至于箭牌公司（Wrigley）研发出一种叫作"提神能量咖啡因口香糖（Alert Energy Caffeine Gum）"，最后因美国食品药品监督管理局认为不妥而突然下架。

不过咖啡因本身并不是问题，以无糖的咖啡或茶的形式饮用时，实际上对人体挺好的。正如地中海沿岸所有居民都知道的，咖啡是一种健康食物，是美国饮食中首要的抗氧化剂来源，而且能预防脑细胞出现氧化性损伤及炎症。咖啡因也能保护你防止认知能力下降，并可预防痴呆和阿尔茨海默病。[注7] 如果不是因任何健康问题而无法喝咖啡或茶，绝对应该每天喝一点无糖咖啡、红茶或绿茶。

但请记得：咖啡喝太多会使血糖快速升高，与扰乱肠道菌群的糖混合后，其所含咖啡因的许多健康好处便无效了。我最喜爱的两种咖啡是浓缩玛奇朵（奶泡使热量增加了一点）和冰浓缩咖啡加上一点豆浆。这两种饮品的热量都低于 50 大卡，且不会使血糖骤升（额外信息：星巴克的豆浆是有机的，普通乳制品则不是）。

但咖啡并不能取代饮食中的其他重要元素。咖啡变成美国人饮食中主要抗氧化剂来源的一个原因是，多数美国人摄取的菠菜、番茄和羽衣甘蓝数量远远不足。而且喝太多咖啡也不是件好事。咖啡因亢奋如同食用糖后的兴奋感，通常紧接着便会惊天动地般地迅速消退，使我们渴望更多的糖或咖啡因，或两者都有。如同睡眠剥夺，含咖啡因的饮料也会扰乱我们的健康、情绪及运作的基本能力。

一项梅奥诊所（Mayo Clinic）的研究发现，年龄在 55 岁以下，每天至少喝 4 杯咖啡的人，死亡率增加了 21%。[注8] 但另一项研究发现，每天喝 3 ～ 5 杯咖啡的人，患痴呆和阿尔茨海默病的风险降低了 65%。[注9] 记住：一杯是 8 盎司（约 287 毫升），一般的马克杯或星巴克的中杯（tall）为 12 盎司（约 355 毫升），一杯星巴克的特大杯（venti）为 24 盎司（约 710 毫升）或 3 杯的量。

由于这两项研究的杯数有部分重叠，有点令人困惑，所以我建议每日喝 3 杯咖啡，以享受咖啡因的好处，又不承担风险。在"七天能量革命"中，我们会在使大脑重回正轨的头几天，进一步减量到每日仅两杯。

红酒

我们已经了解了，每晚饮用少量红酒对大脑的惊人益处，比如可以控制血糖飙升。对非酒精成瘾者而言，女性每天最多喝 1 杯，男性最多 2 杯可能有助于将毒素排除于大脑之外！在一项研究中，科学家每天给老鼠一点点酒精，然后引进毒素，结果几乎没有大脑损伤。可是，如果一只老鼠每日没有摄取少量的酒精，便会出现损伤。

不仅是以动物为对象的研究。一份针对 143 项研究的分析显示，女性每日最多喝 1 杯酒，男性最多喝 2 杯，患痴呆及阿尔茨海默病两种疾病的风险就降低了 23%。各类型的酒精都具有这项好处，不过某些研究显示红酒的益处较多。[注10] 另一份针对 3 个国家，超过 4000 人的研究显示，轻度或适度（每天 1～2 杯）摄取酒精的人，出现了发炎减缓的现象[注11]（相反地，大量饮酒，也就是每日 3～4 杯，患痴呆和认知能力受损的风险增加）。

这些研究显示出酒精本身带来的益处，但某些最有益的地方来自葡萄皮。红酒富含名为白藜芦醇（resveratrol）的抗氧化剂，而红酒之中，黑皮诺的白藜芦醇含量极高。香槟里的酚酸（phenolic acid）也被证实是能帮助你思绪更清晰的有力武器。若你晚餐的佐餐酒是鸡尾酒，请避免那些使血糖快速升高，并可能为大脑带来危险的混合酒类。不妨把金汤力换成伏特加和苏打水，并挤上一点新鲜柠檬或酸橙汁。

食 谱

若想好好犒赏自己，试试我最爱的"超级瘦"冰冻草莓玛格丽特吧。这个配方使用的完整草莓，正好是对大脑极佳的水果（原因请见第 155 页）。在料理机中加入 1½ 盎司（约 44 毫升）龙舌兰、6 盎司（约

177 毫升）苏打水、6 片新鲜薄荷叶、4 颗有机草莓（新鲜或冷冻皆可）和 1 杯冰，搅打均匀后便可饮用。味道非常好！

每天摄入一两份酒精可能也有助减少炎症，由于抑郁和发炎有关，因此长期下来可以改善情绪。要真正让使心情愉悦的效果达到最大，可以配合一些混合疗法，例如，和朋友一起喝酒，可以增进彼此的交流。

若你个人或家族过去有酗酒问题，喝酒的风险便大过益处。但别担心：你将要做出的其他改变也会产生等同的正面结果。

当意大利遇见印度

姜黄虽然不是地中海饮食中的必需品，但它是另一种饮食中的重要成分。研究人员认为，这种赋予咖喱明亮黄色的香料，也是印度人阿尔茨海默病发病率低的一大原因。姜黄素是姜黄中的活性成分，是一种强大的抗氧化剂和抗炎物质，与提高记忆力有关。(注 12) 姜黄也可能阻断与阿尔茨海默病相关的淀粉样斑的积累。所以，为了你的大脑，努力开始吃更多的姜黄吧，尽可能经常地在食物中加入少量的姜黄。

只要确保把它和胡椒结合起来，就像印度人做咖喱时那样，提高它的利用度，这意味着更容易被身体吸收。我最喜欢的姜黄料理方式之一就是我每天早上喝的健康大补汤。我把半茶匙姜黄、黑胡椒和 1 盎司（约 30 毫升）冷水混合，在喝咖啡前喝下。为了进一步提升精神，我把这两种材料和新鲜柠檬汁、辣椒和姜一起放入料理机。

吃什么像什么

我们在这部分已经看过一个又一个的例子，知道了饮食就是一切。选择正确的食物对保护大脑非常有效。在饮食中增加更多蔬果，努力多吃鱼，并尽可能将食物换成有机食品（特别是畜产品），你的思绪很快就能更清晰，心情也会更愉快。

在下一个部分中，我们先不谈食物，转而探讨生活方式的其他方面，我们久坐的习惯、对药物的过度依赖、环境中遍布的毒素，以及对科技整日无休的依赖，这些如何对大脑带来负面影响。

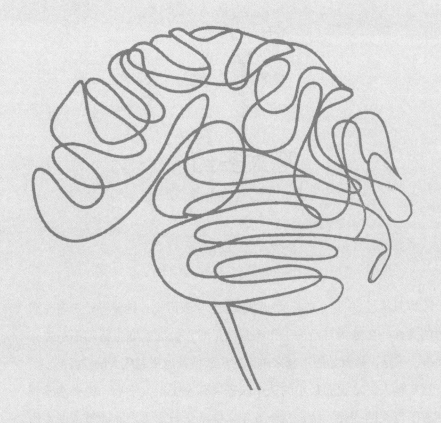

PART 3

堵塞你大脑的东西

The Gunk That Clogs Up Your Brain

CHAPTER
7

吃太多药
Too Many Meds

珍妮弗年过50岁，在某所小型私立大学教历史，她曾经是一名充满魅力的女性。在她为自己的工作感到满足时，她的家庭生活却不是那么一回事。于是，她开始服用越来越多的药来填补越来越庞大的空虚感。

这年秋天，珍妮弗最小的两个孩子离开家去上大学后，她突然感到生活有了巨大的变化。结婚二十五年，她感觉与丈夫之间的爱情逝去约有十五年之久。她在婚姻早期就遭遇丈夫出轨，而现在她只能视而不见。珍妮弗知道丈夫另有女友，但她不晓得自己该怎么办。

当我问珍妮弗她为什么没有跟丈夫分开，她马上回答道："当然是为了孩子。我不想让他们难过。"

然而比起当初面对丈夫对婚姻的不忠，珍妮弗后来的困境是愈发严重。孩子离家后，珍妮弗表示除了工作之外她很难对生活产生期待。当时，她正经受着逐渐扩大的萎靡与焦虑感。

大约是从发现丈夫外遇开始，珍妮弗持续服用抗抑郁药、抗焦虑药物以及处方安眠药长达十五年之久。抑郁导致她暴饮暴食而且胆固醇也过高，医生在数年前便开了他汀类药物（statins）给珍妮弗服用。

最近，珍妮弗注意到自己需要另外服用阿普唑仑来撑过漫漫长日，就寝时不断盘旋在脑海里的思绪也让她更频繁地吞下唑吡坦。几年后，珍妮弗的焦虑情况让她沉溺在客厅所带来的安全感里，亲近的友人变得更少了。

这是珍妮弗第一次来接受治疗。在首次与她会面 5 分钟之后，我便强烈怀疑我明白珍妮弗那轻微的抑郁与焦虑来自何处，而这样的问题并不是处方药能够治疗的。

"珍妮弗，你认为自己需要改变什么，才能在生活中感到快乐？"

"嗯，我想，中个彩票应该不错，或是我写的某本教科书能大卖，帮我赚进好几百万。"

"有没有更实际一点，同时更惊人的事情呢？说说看，如果你坠入爱河，你的生命会有什么不同？"

在我要珍妮弗想象一段充满爱与支持的关系可能带来的感受时，她哭了起来。"如果是这样，你还需要服用多少药物呢？"我问。

"一点都不需要。"珍妮弗肯定地回答我。

看吧！珍妮弗的生活都不是建立在自己真实的欲望之上，而是环绕在忧虑当中。

的确，离婚是很惊人的转变。对小孩来说一开始确实也难以接受，但若珍妮弗能筑起充满意义与快乐的生活，那离婚对她自己以及孩子们而言是最好的礼物。不过她强烈地反驳，问我说："有谁会要一个 50 岁的离婚的人呢？我要怎么踏进社交圈？我住哪儿？"

橘色药瓶里并不存在珍妮弗所要的答案。有些人在经历惊恐发作、衰弱性失眠、失眠和重度抑郁症之后，确实需要精神药物，因为这些药物或许能够救他们一命，但珍妮弗不是这样的患者。对珍妮弗来说，药物所带来的麻痹，让她无法去感受生活中众多的乐趣与可能性，这表示她选择了逃避短暂的不适，而非追求长期的快乐。有首诗曾这样写："走过去，是唯一的方法。"以珍妮弗的情况，吃药只是"在原地兜圈子"，而我要帮助她"走过去"。

我从帮助珍妮弗拓展个人的人际关系开始着手，包括让她花更多时间与朋友相处，这能让她在经历生命里某些重大的转变时，给予她所需要的社会支持以避免感到孤独。若你能专心参与人们的生活，要消弭那些使他们退却的因素就会变得容易许多——这是我在计划里所奉行的准则。

生活模式的改变，比如对大脑健康有益的饮食、运动和冥想，都能让珍妮弗感到更快乐，也减轻了焦虑。她重新联络那些曾被她疏远的朋友们，也开始对自己感到更满意。在变得更愉快之后，珍妮弗到家庭医师那里回诊，并逐渐减少某些用药。

多亏珍妮弗做了这些改变，她渐渐觉得自己最好的人生岁月其实就在眼前。一年后，她提出了离婚申请。离婚三年之后，她再婚了，嫁给一名绝对不会背叛她的优质男性。珍妮弗摆脱了那些影响她心思澄明与健康的障碍，而后也收到了最好的报酬：爱与快乐。

吃药越多问题就越多

有不少我们经常服用的药物，比如抗抑郁药、抗焦虑药物、安眠药、兴奋剂、抗精神病药、降压药与降胆固醇药等，都是治疗像抑郁症这类精神方面疾病的药物，同时也是治疗像高血压这类失调症状的基本用药。不过，就我个人的观点来看（更不用说还有许多在美国相当受到敬重的专家们的意见），美国人吃太多药了。我们服药的次数已非频繁可以形容，吃进的剂量也远大于我们实际上所需要的量。

过度用药可能会对我们大脑造成灾难性的影响。举例来说，服用抗抑郁药可能有引起脑内发炎的风险，而且就像我们知道的，大脑发炎老化速度会更快，便无法清醒地思考。在大脑对抗发炎症状的时候，我们是无法以最佳状态思考及感受的。

多重用药现象

使用这些药物的另一个令人不安的问题，我们称为"多重用药"。多重用药时，医生会根据其中一种药物产生的副作用开第二种药物，又根据随之而来的新的副作用开第三种药物，以此类推。这种现象让我想起了那首关于老太太吞下苍蝇的歌谣，她吞下一只蜘蛛来抓苍蝇，又吞下一只鸟来抓蜘蛛，然后吞下一只猫来抓那只鸟……直到吞下一匹马，"当然，她就死掉了！"虽然多重用药通常不会带来如此直接的死亡风险，但它肯定会破坏我们的大脑化学反应，并增加我们患痴呆以及引发严重的大脑问题的风险。

抗抑郁药与癌症之间也存在着可能的关联性，同样地，抗焦虑药与痴呆之间亦是如此。实际上，这些越来越普遍的精神疾病用药是会对大脑产生伤害的，尤其是当人们不需要服药，但却规律地服用这些药物太长时间的时候：

- **抗焦虑药**：羟嗪、劳拉西泮、丁螺环酮、可乐定、普拉西泮、氟西泮、夸西泮、三唑仑、普萘洛尔、氯硝西泮、氯氮卓、加巴喷丁、哈拉西泮、艾司唑仑、替马西泮、奥沙西泮、胍法辛、阿替洛尔、氯卓酸钾、地西泮、咪达唑仑、阿普唑仑。

- **抗抑郁药：**多塞平、氯米帕明、阿莫沙平、去甲替林、西酞普兰、度洛西汀、曲唑酮、瑞波西汀、文拉法辛、阿米替林、艾司西酞普兰、马普替林、氟伏沙明、异卡波肼、苯乙肼、地昔帕明、反苯环丙胺、帕罗西汀、氟西汀、米氮平、奈法唑酮、托莫西汀、曲米帕明、丙咪嗪、维拉佐酮、普罗替林、安非他酮、舍曲林。

- **安眠药：**唑吡坦、苯海拉明、氟西泮、夸西泮、三唑仑、右佐匹克隆、艾司唑仑、替马西泮、雷美替胺、多塞平、扎来普隆。

- **兴奋剂：**苯丙胺、哌甲酯、匹莫林、右苯丙胺、阿莫非尼、莫达非尼、二甲磺酸利右苯丙胺。

- **抗精神病药：**阿立哌唑、氯氮平、丙氯拉嗪、伊潘立酮、齐拉西酮、氟哌啶醇、洛沙平、吗茚酮、替沃噻吨、匹莫齐特、奋乃静、丙酰奋乃静、氟奋乃静、利培酮、阿塞那平、美索达嗪、喹硫平、氨磺必利、三氟拉嗪、氯普噻吨、氯丙嗪、三氟丙嗪、奥氮平。

美国每年会开出超过 2.5 亿份抗抑郁用药处方笺，另外还有约莫5000 万份的阿普唑仑，2700 万份的劳拉西泮，以及 4000 万份的唑吡坦。把这些数字相加之后，处方笺的数量远远超过了国家的人口数，而这惊人的数字竟然还不包含那些未取得处方笺的用药人数。

读读那些标签

你是否觉得很难相信这些值得信赖的药物真的会导致脑雾、健忘和记忆丧失？好吧，那就不要相信我的话，去看看标签吧。许多标签会警告服用该药会出现"昏沉无力"或"嗜睡"的副作用。有些药物建议避免酒后驾驶或操作重型机械。当你在服用一种对你的身体、精神或情绪健康至关重要的药物，与危及你的大脑健康是一回事。但我们很多人都在服用我们不需要的药物！

目前服用抗抑郁药的美国人，有高达三分之二的人数未达抑郁症的临床条件。的确，这些人确实需要帮助来让感觉好转，但绝大多数根本不需要服用抗抑郁药，这些抗抑郁药所带来的各种严重副作用还可能使他们的问题更加恶化。

了解风险

你可能会想："包括抗抑郁药在内，还有其他像苯丙胺以及抗精神病药等在美国越来越多的药品，都属于合法用药，所以这些药就不像非法药物那样危险了对吧？"错了。滥用处方止痛药致死案例的数量在过去十年内增长了三倍，因这些药物致死的美国人比因海洛因、可卡因致死的人数还要多。由于滥用苯二氮䓬类药物（benzodiazepine，如阿普唑仑、氯硝西泮）而导致送往急诊救治的案例数，也在2004—2008年遽增至89%。[注1]

这些药物当中，许多是带有成瘾性的。人们会为了达到相同的用药成效而逐渐增加用量。一开始只服用半颗阿普唑仑，变成服用一颗，接着变成两颗，而在经历了一段令人情绪紧张的关系破裂之后你一口气吃下六颗。从什么时候开始，药物造成的伤害大于它所带来的帮助？

抗焦虑药、注意缺陷多动症兴奋剂、5-羟色胺选择性重摄取抑制剂（SSRI）与5-羟色胺和去甲肾上腺素再摄取抑制剂（SNRI）抗抑郁药物，以及"唑吡坦"（此药物将于第十章"光、睡眠与科技"中详细讨论）这四种最常使用的精神科用药均会引起某些问题。因此，在您直觉寻求处方药来治疗令您不适的症状之前，请先充分了解服用这些药物所带来的风险，以及是否有其他替代方案。

抗焦虑药

苯二氮䓬类药物地西泮在 1960 年进入美国市场，随后，其他受欢迎的同类药物像氯硝西泮与劳拉西泮也跟着上市。这些药物立刻在主妇群中引起轰动，其受欢迎的程度还让滚石乐队（Rolling Stones）为这个现象写了一首歌，取名为《妈妈的小帮手》（Mother's Little Helper），叙述妇女们服用这些药物只是为了度过日常。到了 1975 年的时候，美国每年都会开立 1 亿份以上的苯二氮䓬类药物处方笺。

这一棘手的调查研究早在 1963 年就出现了，但似乎也没能对苯二氮䓬类药物的普及造成影响。1984 年，科学家在定期服用苯二氮䓬类药物的患者大脑扫描结果里，发现这些患者的大脑有萎缩与受损的情况。[注2] 同时他们还找出长期服用苯二氮䓬类药物与增加罹患痴呆风险之间的关联性。[注3] 某些因苯二氮䓬类药物而引起的脑雾效应已被证实有可能无法治愈，研究也相继显示，即使受试者停止用药，语言学习能力以及记忆方面依旧显现出缺陷。[注4]

科学家们现在对于苯二氮䓬类药物所带来的危险性有了更深入的了解。在 2004 年的综合性分析里，调查人员引述了数个关于长期服用苯二氮䓬类药物会影响多项认知功能的研究，这些影响包括非语言性记忆损伤、丧失精细动作协调功能、语言性记忆与学习功能缺陷、注意力集中困难、视觉空间异常、一般智力受损、反应时间延迟、心理运动速率下降，以及认知功能衰退。[注5] 高剂量药物则可能导致抑郁症。[注6] 作者们确实找到一些研究表示，长期服用苯二氮䓬类药物与影响认知功能之间并无关联，但您真的愿意冒这个险吗？

事实证明要人们停止服用，哪怕是减少这些药物的剂量都是非常困难的。[注7] 就如某位研究人员所说："要让人们停止服用苯二氮䓬类药物比要他们戒掉海洛因还难得多。"

在风险较小的 5- 羟色胺选择性重摄取抑制剂（SSRI）于 1987 年出现在美国销售市场上后，苯二氮䓬类药物所带来的风险与问题就变得不这么重要。因为 5- 羟色胺选择性重摄取抑制剂（SSRI）这类促进血清素的药物能够在不引发相同风险、药物依赖性或痴呆的前提下，有效治疗焦虑症状。

当不少患者将常用药物换成较安全的药物时，新兴的苯二氮䓬类药物阿普唑仑制造商便采用高明的市场策略来保住该药在市场上的竞争力：设法获得美国食品药品监督管理局核准使用该药来对治恐慌症状，并且将阿普唑仑宣传为"第一个且唯一的恐慌症治疗药物。"（研究显示阿普唑仑的确能帮助患者在服药的四周内改善恐慌症状，但若接着在第八周左右逐渐减少药量，患者的恐慌程度则会恶化至 350%，跟服用安慰剂的对照组比起来，这些患者整体上还会有更深的焦虑感。）^{（注 8）}

在美国食品药品监督管理局批准阿普唑仑作为治疗恐慌症的药物之后，来自全国各地的精神科医师与心理学家共同发表了一份严肃的信件谴责这项决议。但就在这些备受尊重的医疗权威对此大声疾呼表示不赞同时，该药物早已经在市场上贩卖好长一段时间了。如今，美国境内每年都会开立超出 5000 万份阿普唑仑以及其学名药物处方笺。

既然长期服用苯二氮䓬类药物可能导致永久性损害，那么，患有轻度与中度焦虑症状的人们应该要先考虑采用我们会在计划中执行的各种方法：包含认知行为疗法或各种经临床证实的心理治疗模式、改变饮食与运动习惯，并且进行冥想之类的精神实践。药这般如此强效的物品，应当与疗法合并施用，这有益于帮助患者消除引起焦虑症状的根源，同时也有益于在治疗的过程中减少投药的剂量，甚至完全不需要施用药物。

治疗焦虑

在治疗很多恐慌症、焦虑症、创伤后应激障碍（PTSD）或各种恐惧症的患者时，我使用分级暴露疗法（graded exposure therapy）和其他不同形式的认知行为疗法来帮助他们做出改变，纠正问题的根源。这样才能真正解决问题，而不是仅仅用药物治疗症状。

像婴儿学步一般，我帮助我的患者创造真实的体验，引导他们可以在公共场合发言，在恐慌不发作的情况下完成会议，甚至重新开始约会。药物有时可以帮助分级暴露疗法更有效；当他们真正开始克服恐惧时，便可以停止服药。当然，我也希望他们能够考虑调整自己的饮食，因为摄取高水平的 ω-3 脂肪酸可以减少约 20% 的焦虑。

抗抑郁药盛行

1987 年，随着 5- 羟色胺选择性重摄取抑制剂（SSRI）—氟西汀进入市场，人们开始了近代使用抗抑郁药的治疗方法。

其他竞争药厂也很快地推出其他的 5- 羟色胺选择性重摄取抑制剂（SSRI），像帕罗西汀、舍曲林，随后还有艾司西酞普兰、氟伏沙明、西酞普兰和维拉佐酮。20 世纪 90 年代，5- 羟色胺和去甲肾上腺素再摄取抑制剂（SNRI）被引入，这类的药物则包括文拉法辛、去甲文拉法辛与度洛西汀等。这些药物同时作用于血清素、去甲肾上腺素以及另一种与抑郁症有关的神经递质。

根据美国疾病管制与预防中心（CDC）统计，1988 年至 2000 年之间，抗抑郁药剂处方笺的数量增长至三倍。大约在 2011 年的时候，共有 2.64

亿份的抗抑郁药处方笺充斥在美国境内。继降胆固醇药物之后，5-羟色胺选择性重摄取抑制剂（SSRI）成为美国国内最多的处方笺用药类别。

就某些层面来说，会出现这样的数据一点也不意外，因为抑郁症早已是造成美国医药失能的主要原因。[注9] 而且，我也已经再三强调：抑郁症是需要投入实际治疗的真实疾病。抗抑郁药以及像认知行为疗法这样的临床证实案例，对那些在诊断标准判断上符合重度抑郁症的患者来说，就像胰岛素对糖尿病患者一样至关重要。若不治疗的话，抑郁症会使人衰弱并对生命造成威胁。

我必须再说一次：抑郁症确实是一种疾病，也必须如实治疗。但当抑郁症状严重的患者开始服用抗抑郁药之类药物时，也应该同时接受认知行为治疗。对抑郁症而言，认知行为疗法已证实其在尽快达到缓和效用方面极为有效。[注10] 其治疗方法可以帮助患者应对自我打击意念，同时提供针对自杀倾向的监测，这对儿童与青少年来说尤其重要。

但很不幸，抑郁症的本质便是会阻止这些真正受折磨的人就医，根据某研究发现，这些人的数量甚至可能是美国抑郁症患者的一半。但这也是可以理解的，因为抑郁症夺取的是人们的能量、动力和希望。[注11] 陷入抑郁的大脑也很容易出现自我厌恶的倾向，而这样的情况又会使这些人将自己定位成性格缺陷。另外还有一个问题是，抑郁症患者常常会将寻求帮助视为是脆弱的表现，于是就算极其需要支持，他们仍旧保持沉默。

这悲剧还有另一面，就是有许多服用抗抑郁药的人们——事实上，这样的人占了三分之二的数量——根本不抑郁。也就表示，每年所配置的2.5亿多份5-羟色胺选择性重摄取抑制剂的处方笺里，仅有8300万份是因确实需要而开出的。

如果你正在服用你根本不需要的抗抑郁药，那么你可能正让自己陷入拖累思考与感觉的陷阱，完全没有实质上的好处可言。而伴随着 5- 羟色胺选择性重摄取抑制剂（SSRI）而来的，是一些众所皆知的副作用，大部分患者至少会经历其中一项，这些副作用包括体重增加（约有 25% 的患者体重至少上升 10 磅）、性功能障碍（约有 50% 的患者遭遇此副作用，还有其他的报告指出甚至不止这个人数）、恶心、疲劳、失眠。[注12]

持续性疲劳是抗抑郁药所带来最大的副作用之一，抗抑郁药会抑制与身体休息、巩固记忆相关的其中一种极为重要的功能，也就是快速眼动睡眠（REM Sleep）。若在夜晚睡觉时没有获得足够的快速眼动睡眠，你很有可能一整天都会觉得疲累。[注13] 再者，由于快速眼动睡眠受到抑制，抗抑郁药便可能干扰你脑内的受体，使其无法在夜晚得到充分的休息，也就无法在白天恢复生成血清素与其他使大脑感到愉悦的化学物质的能力。[注14]

另外还有一个问题，即 5- 羟色胺选择性重摄取抑制剂（SSRI）所带来的益处可能需要一个月到六周的时间才能发挥效用，但有不少副作用却是在服药的时候就会立即显现。因此，已经处在抑郁状态的人通常必须在自己的情况好转前，"忍受"一些令状况恶化的事。那么，改变剂量或是停止服药时又会怎样呢？中止服用 5- 羟色胺选择性重摄取抑制剂（SSRI）会造成易怒、焦虑，还有疲劳，而剂量的剧烈改变则会让自杀风险提高为两倍。[注15]

5- 羟色胺选择性重摄取抑制剂（SSRI）[注16]也会使得抗癌药无法在患者身上好好发挥作用，接受癌症治疗的同时又服用抗抑郁药的女性患者，其死亡的风险也显示有所增加。[注17]

除此之外，还有增加致死与中风的隐忧。2009 年时，有项研究针对十万名以上停经后的女性进行为期至少五年以上的观察——这是极可能服用抗抑郁药的女性群体。而这项研究发现，比起没有服用抗抑郁药的女性，那些服用抗抑郁药的女性更有中风与死亡的可能。新式的 5- 羟色胺选择性重摄取抑制剂（SSRI）以及之前的三环类抗抑郁药（tricyclic antidepressants）均显示有这样的风险。[注18]

这些隐忧完全都在预料之中，对吧？如果这些药物的处方笺能如此频繁地开出，那它们肯定有显著的效果，不然医生们就不用这样麻烦了。的确有可能是这样，但也可能不是。2007 年，备受尊崇的《新英格兰医学期刊》查阅了有关抗抑郁药效果的研究，包括已出版与未付梓的研究在内。其中，研究结果赞同抗抑郁药效果的仅有一篇获得出版，而且结果指出，抗抑郁药并非有效益药物的研究，则有半数未能问世。所有这些已出版与尚未出版的研究里，结果都指向抗抑郁药有效或无效的研究数量近乎是 1∶1。也就是说，有研究指出这些药物有效，而其他研究指出药物无效。[注19] 于是，评审团依旧无法确定这些药物的效果究竟如何，尤其是对于那些症状较不严重的抑郁症患者而言。

就算发现抗抑郁药是有效的，其中安慰剂效应也扮演了很重要的角色，这代表抑郁症状较轻的患者服用抗抑郁药之后的好转反应，与服用糖丸后的起色是一样的。也就是说，就算这些研究指出了抗抑郁药确实有效，却也发现了，安慰剂也能达到与药物本身效果 82% 的相同作用。[注20]

由于这些药物大量普及，便有不少人认为"自然"疗法是不太可能有效治疗重度抑郁症的。但有一项研究将氟西汀拿来与含有大量二十碳五烯酸（EPA）的 ω-3 脂肪酸补充剂进行比较，发现对诊断为重度抑郁症患者而言，两者在控制抑郁症状的效用上旗鼓相当。[注21] 其中相异之处则在于前者会产生副作用，但后者却能带来更多的健康效益。另一个在治疗重度抑郁症及其他精神疾病方面，具有颠覆性且无须药物的选项，也就是经颅磁刺激（TMS）。每次会使用电磁脉冲对大脑进行 15 ～ 30 分钟的刺激。此外，美国食品药品监督管理局还核准了使用重复性经颅磁刺激（rTMS）以及深层经颅磁刺激（deep TMS）以治疗那些无法通过抗抑郁药治疗的重度抑郁症患者。

目前有正在进行的研究，以确认经颅磁刺激（TMS）是否能作为其他如注意缺陷多动症、双相障碍（bipolar disorder）、失眠、焦虑、成瘾性及疼痛等症状的有效非药物疗法。

炎症和抑郁症

抗抑郁药也可能让你产生负面想法，并且感觉更糟，研究人员近期发现炎症可能在诱发抑郁症方面发挥了重要作用（虽然一些研究表明，抗抑郁药可以减少某些炎症标志物，但最近的其他研究表明，抗抑郁药实际上可能会引起炎症）。[注22]这当中有一些鸡生蛋蛋生鸡的意味，炎症可能导致抑郁症，或抑郁症可能导致炎症。无论哪种方式，这些条件都是明确有联系的，应该同时加以解决。你显然很难只治疗抑郁症而不顾及炎症。

所以，如果你是典型的美国炎症性饮食，即吃非有机牛肉、鸡肉、调味品中常使用大豆油、苏打水、添加糖或面粉这类含有大量 ω-6 脂肪酸的饮食习惯，你可能正在提高自己患抑郁症的风险。[注23]一项对 7.3 万人进行多年的大规模研究发现，血液中炎症标记物较高的人患抑郁症的风险增加了 2 ～ 3 倍。[注24]

大脑中的炎症会导致疲劳。炎症和抑郁症之间的关系也可以解释为什么如此多的非精神疾病与抑郁症有关。这不仅仅是情境性的（例如，你因为被诊断出患有某种疾病而感到悲伤），也是生理上的。与癌症或自身免疫性疾病等非精神疾病相关的长期发炎，可能会使人因身体和大脑中发生的生物炎症而面临患抑郁症的风险。[注25]

看了这些关于抗抑郁药的令人不安的新研究，或许我们应该进行风险效益分析，并重新考虑我们对药物的过度依赖。我相信，如果你患有较轻微的抑郁症与焦虑症，你就应该尝试一种可以持续一生的治疗方法。

注意缺陷障碍药

跟抑郁症一样，注意缺陷多动症同样是带有病征的真实疾病，该病征通常显露于孩提时代，约有65%被诊断出患有此疾病的人持续至成年。[注26] 而注意缺陷多动症与抑郁症同样需要治疗，其中通常包括药物治疗。

在对那些真正罹患注意缺陷多动症患者的大脑扫描结果中可以看出，苯丙胺作为治疗注意缺陷多动症的主要兴奋剂，长期使用能够矫正部分注意力与压抑的情形。[注27] 帮助孩子的大脑学习对于他们的未来肯定也会有深远的影响。

但是，有多少服用苯丙胺的人，真的是患有注意缺陷多动症呢？这当中又有多少人只是为了不落后于同侪、同僚，而将苯丙胺当作效果增强剂来服用呢？

自从美国食品药品监督管理局于20世纪90年代核准使用苯丙胺以来，服用这药物的人数便持续不断地增加又增加，每年都开出数千万份的苯丙胺处方笺。2011年，投入在注意缺陷多动症用药的金额几乎高达80亿（这是四年前40亿金额的两倍），在这当中兴奋剂就占了一大笔钱。2007年到2011年之间，服用兴奋剂的青少年人数也翻倍增长。[注28]

不仅限于年轻族群，苯丙胺在新一代的母亲们中也成了"妈妈的小帮手"。《广告狂人》时代里将马丁尼酒和地西泮当成驱逐寂寞与乏味感的治疗药的家庭主妇已经一去不复返了，新的角色是单亲妈妈、职业妇女，以及"双薪却依旧无法收支平衡"家庭里的母亲。如果说小小的药丸能够帮助她把家里的一切都搞定，那有什么错？然而事实上，错误可多着呢。

研究显示，苯丙胺具有成瘾性，还会带来数种戒断作用，它跟海洛因成瘾同样难以恢复。[注29] 苯丙胺带有黑框警语，且与可卡因、美沙酮、吗啡一样列属二级管制药物，它是一种需要极其审慎使用的药物。

你不需要上小强尼（little Johnny）那里偷药，或是找毒贩帮你把药弄到手。[注30] 如今，任何成人，甚至任何大学生，只要懂得读取网络信息，就能知道向医生报告哪些症状可以弄到这份处方笺。因为精神疾病的新式诊断手册放宽了成人注意缺陷多动症（adult ADHD）的诊断规定，这代表着在接下来的这几年，苯丙胺会更频繁地被开立处方笺。

现今，全国大学校园充斥着苯丙胺。在某些大学，还有超过 25% 的学生不需要处方笺就能使用处方兴奋剂。[注31] 在这么多人非法服药、使用伪造处方笺的情况下，那些没有服用苯丙胺的学生是否就处于劣势了呢？在法律、医学这类竞争激烈且讲求排名的研究领域里，有可能是这样，但这本身就是个问题。

抗精神病药物

除了美国与新西兰之外，直接面向消费者的药品商业广告在世界各地都是违法的行为，而抗精神病药物广告却成为如何将没有利润且极少使用的药物变成畅销药品的最佳典范。

有了广告宣传活动的帮助，在过去十年内，抗精神病药物的销售量就翻了一倍。而在儿童用药方面，2002 年开立数量为 290 万份的非典型抗精神病药物（新型用药有别于专利失效的旧抗精神病药物）的处方笺，于 2009 年时便攀升至 480 万份。既然制药厂商能够贩卖品牌专属配方，这些新型抗精神病药物对他们来说就更加有利可图。实际上，抗精神病药物在精神科用药当中就是利润最高的药物。^(注32)

但别忘了这些都是伴有严重副作用、须谨慎使用的药物。与非典型抗精神病药物有关的副作用包括糖尿病、体重增加、心血管疾病。在儿童用药方面，非典型抗精神病药物越来越常以适应证外用药之姿，来治疗注意缺陷多动症，即使有证据显示，服用这些药物的儿童发展出 2 型糖尿病的可能性会增加三倍。而成人糖尿病患者则更容易罹患痴呆。

在气氛欢愉的广告中，极受欢迎的阿立哌唑一药被描写成能增加幸福感的"心情助推器"。但事实上，这款抗精神病药造成的各种损害并不限于身体方面，连大脑也都包括在内。

广告中所传达的讯息，是当你难过或正以任何一种方式经历不同类型的困顿时，你就应该要服用精神科用药。所言不假，因为有些人确实需要药物的协助，但你也是吗？你当下所感受到的难过，也许是你正处在错误的人际关系或工作之中的警讯。或许这是能让你在生活中做出改变，并且能真正让心情变好的契机。也有可能你感受到的疼痛是因为你的肌肉酸痛，或是由于你没有按照身体需要的方式活动而导致的背部僵硬。其实你需要的不是阿立哌唑，而是健身房的会员资格！

他汀类药物与其他非精神科用药

自降胆固醇用药他汀类药物（statins）于 1987 年获得美国食品药品监督管理局批准使用之后，年纪在 55 岁以上的美国人之中，每四人就有一人服用他汀类药物。他汀类药物已然快速成为最广泛使用（以及利润最高）的药物之一。而这个数字也会在未来几年呈指数级增长。

预防心脏病用药显然可能与改善思绪和情绪完全无关，但他汀类药物却与认知能力降低、记忆力丧失、痴呆、阿尔茨海默病相关。此外，他汀类药物也显示会使血糖增加，因此就如我们所知道的那样，血糖升高会引起脑雾，最终导致痴呆。停经后服用他汀类药物的女性，其罹患糖尿病的风险增加了 48%。[注33]

服用他汀类药物（包括其他数不清的处方药）的部分风险在于会妨碍身体吸收大脑运作时所需的养分。他汀类药物会消耗辅酶 Q10（CoQ10），那是一种细胞生长时所需的有效抗氧化成分。不少非处方药和处方药，包括阿司匹林（aspirin）、抗生素（antibiotics）、抗酸药（antacids）、避孕药和避孕贴（birth control pills and patches）、哮喘药（asthma medications）、布洛芬（ibuprofen）、固醇类（steroids）在内，则会消耗用以提升情绪与活力所必需的维生素 B 族（B vitamins）。[注34]

即便是我们认为非常安全的药物，也会与影响大脑的疾病有所关联。近来有研究发现，用在孕妇身上的对乙酰氨基酚（泰诺）与注意缺陷多动症之间有着不妙的关联性。[注35]和抑郁症有关的非精神科用药更是不计其数，其中包括了 β 受体阻滞剂（beta blockers）、抗帕金森病药物（anti-Parkinson's drugs）、质子泵抑制剂（proton-pump inhibitors）、肼屈嗪（hydralazine）、依法韦仑（efavirenz）、抗癌药（antineoplastic agents）、激素转化药物（hormone-altering drugs）、抗痉挛药（anticonvulsants）、H2 受体阻滞剂（H2 blockers），以及抗胆碱能药物（anticholinergic drugs）。[注36]

在这里还是要强调，如果的确有需要，你仍应服用任何所需药物。假设某种他汀类药物能为你预防终结你生命的心脏病发作，那么很显然你就应该持续服用。只是，你可于再次增加剂量之前，先停下来问问自己是否已尽一切所能来让心血管疾病获得控制，如果答案是肯定的，但你仍须服用他汀类药物或降血压药物，那么请你确认从食物中能获取足够且适当的营养以减少任何可能发生的负面效应。

只是有很多情况往往是相反的，有太多太多服用他汀类药物以及其他用药的人，觉得他们拿到了处方笺而授予自己肆无忌惮地吃食或是为所欲为的权利。实际上，反过来才是正确的。人们常会想，我在吃氟西汀，就不用再借着处理那些会令人感到难过的人际关系来重拾生活，或是服用了他汀类药物，就可以每天吃培根芝士汉堡跟奶昔当午餐了。然而，事实是在服用处方药的时候，你必须付出更多努力来维持健康的生活习惯。

倘若人们将维生素当作抽烟这类不健康行为的补偿物，那么即使是维生素也会造成问题。这个现象或许能为最近的报告内容提供可能性的解释，报告提出：未服用维生素的人活得比服用维生素的人寿命稍长一些。在这项研究中，比起那些不吃维生素但整体生活过得较健康的人，服用维生素者可能做出更多不健康的选择。维生素和鱼油能对你的健康带来极大的帮助，其中的技巧在于，以"同时"的使用态度来取代"或者"。当你需要的时候，服用维生素、精神科用药或他汀类药物，"同时"饮食健康并且选择有益的事物，而不是在服用维生素、精神科用药、他汀类药物，"或者"饮食健康以及选择有益的事物当中做决定。

采取行动

由于缺乏快速且全体适用的问题解决方法，使得我们当中有许多人过度频繁地转而求助于处方药，但我们仍可以在生活方式上做些调整，来让自己拥有较好的夜间睡眠并且远离抑郁、焦虑和恐惧。本书里的每一项建议均以长期方案作为设计导向，让我们可以在最微量的药物干扰下，保有较好的思考能力与感受能力。

焦虑、难过或成瘾性，也可以当成在诉说，你目前在人生当中的作为也许并不可行。那可能是指你吃进肚子里的食物（或是你没吃到的食物），你爱的人（或是不爱的人），抑或是你处理人生问题的方式（或是根本没去处理的问题）。当你开始聆听自己的情绪，并且更审慎地看待情绪所要传达的讯息，你便会开始在自己生命里的每一天展现奇迹。

你也该付出点努力，去重新面对那些所谓"适度的负面情绪"，譬如焦虑之类，借此才能理解它们可以为你带来什么样的帮助。有研究显示，适度的焦虑确实能够促进测验时的表现，提高专注力并在脑内产生新的联结。这些专注力有助于预防认知功能退化与痴呆，而且还能通过向你反馈充满挑战性的事物来增加幸福感。

抑郁也可以是个信号，用来告诉你是时候改变你对这个世界的看法了。譬如，若你总是通过"我不行"的角度来看待所有事，你便很有可能把身上的每一处疼痛都解释为自己得了四期癌症。而当你使用"我不够好"的镜头来观看这个世界时，你便会误以为生活当中发生的每一件令人失望的事都该怪在自己头上。

是时候检视你的人生了，找出证据说明自己是有能力的，而且好得不能再好。请开始寻找你人生当中对的人、事、物，而不是探究出了什么差错。也许，问题并非是你在自己的生命里看见了"什么"，而是你"如何"看待人生。只要着手进行我的 21 日计划，你就会学到更多这样的方法。

即便是出于心理创伤而导致的回忆重现也好，噩梦也好，恐慌症也好，焦虑也好，也都捎来了有用的讯息，因为它们正在告诉你该寻求治疗了。

有不少人使用苯二氮䓬类药物、酒精，或合并两者一起来治疗自己的心理创伤；但心理创伤，特别当其与军人的创伤后应激障碍或性侵害事件的幸存者有关时，是需要通过心理治疗来处理的。在认知行为干预疗法成功治愈心理创伤之前，比起只要服药治疗患者的症状，持久缓解的可能性反而不大。虽然抗焦虑药能够提升早期治疗成功率，但是不该把目标放在持续吃药，而是应该致力于在"不吃药"或是仅投入最小的必需剂量的情况下，让症状消失或减弱。

由于美国药物滥用的现象，人们便会认为自己最好都别有任何的不适。更进一步来看，这个信念源于恐惧。以恐惧为基础来过生活以及做选择并不会带来丰盈、喜悦和爱。而作为人类，是历练赋予了我们深刻的力量来改变自己思考与感受的方式。知道自己在人生中需要改变才能获得成长有什么好害怕的呢？在大部分情况下，改变远比持续以药物处理症状来得有效，影响也更深远。如果你需要这些药物，让它们成为协助你改变的工具，而不是长期依靠的支柱。

小橘药瓶问题大

我能理解那小小的橘色药瓶有着一股强大的心理能量。它在说："我很能干，能让你有更好的感受。既然医生开我作为处方药，那么我对你来说一定会很有帮助。"而你也想当然地这么认为，这颗药丸的效用必定比改变你的饮食或是增加日晒量来得明显有效。此外，你还会想，如果所谓的天然治疗物这么有用，为什么制药厂商不从这些天然治疗物里提炼出处方药呢？

答案是，其他国家确实是这样做的。在德国，一种名为圣约翰草（John's wort），具有抗抑郁症功效的天然草本植物，其被作为处方药的概率远比氟西汀或帕罗西汀要来得高。按照美国所制定的法律，你会在食品货架上找到像圣约翰草或姜黄这类的草本或其他天然治疗物，而不是药店柜台的后方找到它们。此外，部分天然治疗物对于促进好心情的功效可能还更甚于小橘药瓶里的那些药物，副作用也更少。大部分像 ω-3 脂肪酸类自然疗法所带来的"副作用"，其实指的是皮肤变好、更长寿，和降低罹患许多重大疾病风险等。

　　说到无药疗法、心理治疗你会有什么感觉？从经济的角度来看，心理治疗在短时间之内的花费远比你使用一般阿普唑仑或氟西汀来得昂贵。但为时六个月的认知行为疗法所带来的效果却能够持续一辈子，相反地，你只要一停用氟西汀，其作为抗抑郁药的效果便会停止作用。不过这种拉长时间才看得见的效益对你的保险公司而言却不太有说服力，不仅是你的承保公司，对你来说也是如此！相较于直接的口服药，遵循疗法或改变生活模式需要付出更多努力、更投入，也要更有动力，但一切都很值得。

CHAPTER 8

毒素负担

Taking on Toxins

明智地选择你的饮食、充足的睡眠和节制用药，以上这些因素在影响大脑功能方面扮演着关键的角色。但想要思考与感受能力达到最佳，你也一定需要吸收食物、空气、饮用水中的各种毒素。这样做，你就能应对造成情绪低落或脑雾等一切问题的根本原因。而为了拥有较好的思绪与感受，这也是全方位疗法的一环。

我们之中有不少人还没意识到这一点，但围绕在你我身边的农药跟污染物又不停让我们的脑袋发昏、堵塞，引起许多可怕的症状，例如，智商下降、抑郁、焦虑、多动、攻击行为、注意缺陷多动症、发育干扰、智力功能低下、认知能力下降、痴呆、癌症。

每年会给大脑带来负面影响的环境毒素似乎已经越来越多了。不光指那些摆在你水槽下方、贴有骷髅图标志的化学物品，有些在你的冰箱内，甚至自来水里可能也含有这些环境毒素。[注1]

政府不会保护你远离这些威胁，你有责任减少自己（以及你的孩子们）暴露在布满环境毒素之中的机会。

有毒的饮用水

饮用水是维持健康的基础之一，但是某些水里的污染物却会恶化你的思绪与感受。

水中有不少可能的"加害者"存在。例如，饮用水里所含的锰，便与多动症有关，而且会降低儿童在数学方面的能力。某些社区会把锰过滤掉，但有很多社区并没有这样做。为了安全起见，可添购价格不贵的活性炭滤水壶，可以去掉水里 60%，甚至 100% 的锰。^{（注2）}

一家名为 Clear 20 的公司，甚至采用了更有效、能够减少更多毒素的技术来过滤水，包含那些潜藏在自来水里的微量药物。这些滤水器同时也能好好地过滤来自老旧家用水管里的铅——对大脑伤害最大的毒素之一。

你装水的东西可能也会有问题。如果你要买塑料水瓶，记得找不含双酚 A（BPA-free）的款式。但最近有证据显示即使不含双酚 A 的塑料也含有危险毒素，因此，玻璃制或不锈钢制水瓶肯定是更安全的选项。

假如你购买了一次性塑料瓶所装的水，由于热度会使化学物质从塑料里渗透出来，别把它们放置在车子内或是车库里面。这对儿童正在发育中的大脑尤其重要，因为儿童的大脑相当容易因毒素而受到损伤。

厨具也会让你生病

如果你想要控制血糖峰值并且主导自己的饮食，在家开伙是件重要的事，不过，你得注意用什么来烹饪。不粘锅常含有全氟辛烷磺酸（PFOS）和全氟辛酸盐（PFOA），若婴儿在子宫里就接触到这两项化合物，便会出现出生时体重较轻以及头围较小的情况。^{（注3）}全氟辛酸盐也

显示会导致小鼠长出肿瘤。[注4]

现在也有一些安全又好用的陶瓷制不粘锅可选，我建议你把你的不粘锅丢掉，换成铁铸或不锈钢材质的厨具。如果你还是执着于可以说是铁氟龙（Telfon）厨具的话，便要注意一些普遍性原则。化学物质在温度超过 500℃的时候便会开始分解，而在大约 680℃时，有毒气体与致癌物质则会释出。因此当你使用需要多花一些时间来加热的厚重平底锅时，请保持小火或中火来加热。记得把窗户或通风扇打开。如果平底锅的涂膜出现缺损或剥落，就把它丢掉。年份越久的平底锅越有释放出毒素的可能性。

微波爆米花袋含有的化学物质跟平底不粘锅一样（而且微波爆米花本身的用油通常也不健康），请使用纯玉米粒以牛皮纸袋包装的材质微波，或改用爆米花机。爆好之后，撒上一汤匙特级初榨橄榄油以及少许海盐即可。

混浊的室内空气

家里的空气可能弥漫着许多种看不见的毒素，如尘螨与细菌，烹饪、扫除、抽烟带来的微粒，宠物皮屑，还有像花粉、杀虫剂、重金属等从室外带进家里的污染物，这些物质会降低我们展现心理活动的能力，甚至会导致如癌症这般严重的疾病。

为了减少这样的结果，尽可能更规律地除尘并擦拭地板，在你的吸尘器、暖气装置或空调里采用高效空气过滤滤网（HEPA filter）。此外，你应该更常洗手来降低自己暴露在这些毒素当中的概率，并且同时为家中陈设做一些小小的调整。

在发生多起铅中毒事件之后，美国国家环境保护局于 2001 年限制托儿设施使用含铅量油漆品。不过，依旧有不少油漆含有会影响家中空气质量的危险化学物质，因此，若你要为家里的墙壁或物品上漆，请考虑采用对环境无害的涂料。

最重要的是，试着将天然的物质带进屋内。尽可能保持窗户敞开，因为室内空气通常较室外空气脏得多。另外，尽量减少你带进屋里的尘土。研究显示，将鞋子脱放在门前，能显著减少屋里含有多氯联苯（PCB）毒素的灰尘数量。

考虑在每间房里摆放一些居家植物，它们能净化空气也能抚慰你的情绪。有些特定的植物较有助于去除空气中像苯、甲醛之类的毒素，如黄椰子、棕竹、观音棕竹、常春藤、软叶刺葵、波士顿蕨、白鹤芋，能特别有效地净化你所呼吸的空气。

清洁产品问题多

别在打扫房子时把大脑弄脏了。请寻找无毒的清洁用品并选择环保的干洗店，因为四氯乙烯干洗剂与儿童是否容易罹患精神疾病有关。至少，在将衣服放进衣橱之前，考虑将衣物从塑料包材里取出来晾在室外或是车库吹吹风。

你也应该留意防火床垫、防火地毯、防火家具里的多溴二苯醚（PBDEs）。多溴二苯醚由于具有会在体内残留的特性，被美国国家环境保护局归类为持久性有机污染物，它会干扰你的甲状腺调节规律，导致抑郁症以及体重增加。在儿童身上，多溴二苯醚则与自闭症、智商降低、认知发育迟缓有关。

草坪修整是另一个可能会对大脑产生影响的领域。喷洒在草坪上用来杀蟑的氨基甲酸盐杀虫剂，与儿童大脑发育障碍相关，因此请审慎斟酚你修整草坪时的选择，并且在你采用有害化学物来扑杀家里的虫子前多考虑一下。

要将多溴二苯醚的影响降到最低有许多简单的方式可以采用。第一周，食用含有高叶酸及维生素 B 的食物；第二周，运动；第三周，施用能舒缓压力的方法。以此来减少由于接触多溴二苯醚而引起的健康问题，或是孩子发育缺陷的概率。

由于毒素有许多种，危险因子经常是综合性的。举例来说，接触同样剂量多溴二苯醚的人，采用上述计划的饮食方式者发生甲状腺干扰的可能性，比总是吃垃圾食物的人来得小。减少生活中任何一部分的毒素，你就能减少这些危险因子。每次的削减都是有效的。

综观全局

我在本书其他部分所提列的许多建议，比如有机饮食、规律运动，特别适用于预防环境毒素的影响。一般而言，你越健康，就越不容易受毒素影响。管理血糖峰值并且多运动不仅能减少脑雾、预防痴呆，同时也能助你减重。而减轻体重又有益于保护你对抗毒素，因为多溴二苯醚以及其他持久性有机污染物会累积在脂肪里。

你身上带有的剩余脂肪越多，身体也就越容易暗藏更多毒素。毒素累积在动物脂肪里，这也表示，非有机动物产品中油花越多的肉相较于较瘦的肉有害多了。食用非有机动物产品时，选择鸡胸肉、蛋白、脱脂牛奶，来取代牛肉、全蛋、低脂或全脂牛奶。这些措施同时也会帮助你减少摄取 ω-6 脂肪酸，其大多集中于非有机动物产品中脂肪较多的部位。

减少体内脂肪数量是降低毒素相关风险相当有效的方式。走出去开始运动吧，尽你所能地流汗！皮肤经常是接触许多毒素与污染物的第一个部分。所以，到健身房去健身流汗吧。在那之后补充些野生鲑鱼肉，或是第 41 页所列举的 ω-3 脂肪酸含量较高、低毒害的海鲜食物。有研究显示，鱼油确实能防御接触空污之后的一些有害影响。[注5]

与世隔绝也许不在选项之中（也不应该是），但你能采取许多简易的步骤来让生活尽可能地干净与健康。身体与大脑都会感谢你的！

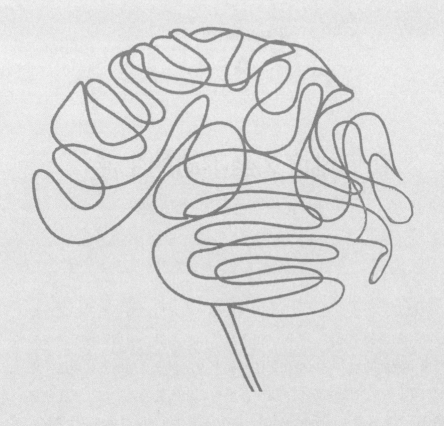

PART **4**

调整生活方式

Lifestyle Readjustments

CHAPTER

9

我们过度久坐不动的生活
Our Way Too Sedentary Lives

道格是三个孩子的父亲，全家住在拥有四间房的屋子里，距离他担任会计师的办公室需要一小时。三个孩子出生之后，道格和妻子举家搬到离城市较远的地方。道格在某些层面上显然很享受他的郊区生活：更大的房子、更好的公立学校、更少在半夜高声疾驰的救护车。就在他很满意自己为家庭做了正确的决定时，这个决定对他来说却并非一切都好。

漫长的工作时间以外，还得在每个工作日多出两小时车程，加上身为父亲的责任，意味着道格无法获得足够的睡眠。婚姻里的浪漫对他来说像是久远的记忆一般；他甚至想不起来上次单独跟妻子吃饭是什么候的事。道格不仅活动力下降，体重还增加：他在短短的两年内胖了30磅。他尝试无碳水化合物的饮食方式竟惊人地长达十天之久。而道格确实瘦了几磅，但也觉得自己变得相当敏感、易怒且饥饿。他还花了好几百美元参加极度剧烈的群体举重课程，可是他在30天里却只出席了两堂课。此外，道格也尝试过提早一小时下班来避开拥挤的交通，不过他调整后的行程却令他难以在正常的上班时间里与同僚还有客户交流。

道格开始觉得所有的快乐都像被隔绝在他生活之外似的。他还是很爱老婆与孩子，但对于逗他们开心或是给予应得的关心都觉得累。

"我不知道该怎么办。"他告诉我。"就算我们想，也不能搬家，因为房子的抵押贷款比房子本身的价值还要多。而我也不能辞职，这种感觉很糟，我没办法再过这样的日子，一定得改变些什么。"道格用惨淡的声音这样说着。

我对他投以鼓励的微笑："道格，我相信解决之道会比你所想的更简单。"

道格那非黑即白的问题解决模式让他陷入了困境。而我该做的事，便是协助他看见自己的问题其实还有灰色的缓冲地带。他不用每天凌晨四点起床或参加集体训练营课程只为让自己的思绪跟心情好一点。其实道格只需利用每日午餐的时间散个步，然后减少（不是完全排除）饮食里所含有加工过的碳水化合物。

"稳扎稳打，其事必成"，道格这才了解原来单纯且持续性的策略才是成功的秘诀。他开始每天在上班的路上爬楼梯。在办公室电话安装无线耳机，这样他便可以在每小时起身、移动至少两次。与妻子约好每周进行一次约会之夜，感觉与妻子有更多的交流，有助于道格感受生活中的乐趣，这是他在增加活力的过程中，意想不到的收获。他们不开车，改走半公里的路到餐厅吃饭，不仅达到运动的目的，同时也让他们能共度一天里最珍贵的时光，有个放松的良好机会。道格还把下午会喝的拿铁换成两杯加冰块的浓缩咖啡，把薯片换成蛋白营养棒。在瘦下几磅体重之后，他就更有精力可以陪孩子们玩耍。

运动与大脑

我们到底是怎么变得如此懒散不爱动的呢？让我来细数这些原因。从美国人每天平均要花 25 分钟的通勤时间来看，可以料想移动到工作地点的路途太遥远了。[注1]我们之中有越来越多人从抵达目的地之后就整天坐着：自 1970 年起至 2000 年，美国长期坐办公室的工作人数翻倍上升。[注2]最吓人的是，我们看电视的时间太多了。2000 年初，美国人一天平均花四个小时看电视；[注3]2012 年，每天的看电视时数则是 5 小时 15 分钟——这个数字包括电视实况节目、数字录像（DVR）、数字影碟（DVD）在内，这意味着我们并没有让老旧技术（电视实况转播）被新科技（数字录像回放）给取代掉，而是让两者同时并存了。[注4]

瘫坐在沙发上超过 5 小时是一段很长的时间，但如果我们把花在拿手机上网、用平板看 Youtube、用笔记本电脑网购鞋子的时间加起来，会发生什么事？倘若我们同时沉浸在两种以上的媒体资源里，又会怎么样呢？相信那时候事态会非常可怕。2013 年的一份报告指出，美国人平均会在一天当中，花上整整 12 小时 5 分钟使用主流媒体，其中包含电视、网络、手机、广播，还有不同的杂志跟报纸。

下班后看一整晚电视，或整日黏在手机及平板上，会有什么问题呢？老实说，问题非常大。一份研究发现，每看两小时电视，任何一种致死因素的发生概率都会增加 13%，而引起 2 型糖尿病的风险概率则会上升 20%。在这份研究当中，跟每天只看一小时电视的受试者比起来，花较多时间看电视的人，其死亡的可能性多了 61%。[注5]

一年一年过去，根据美国疾病管制与预防中心的数据显示，越来越多美国人被认为"活动量不足"：2008 年，活动量不足的人数占 36%；2012 年，占 43.3%。[注6]而 2014 年的某项研究则显示，在超过 2000 名年龄为 60 岁及以上的成年人中，仅有 6.2% 的人达到政府所设定的体育活动量标准。这些人每花一小时坐着不动，残疾的风险便上升 50%！^{（注7）}

没错，这个数据就是 50%。由于久坐会对身体造成伤害，像这样惊人的统计数据，便是"久坐等同于吸烟"广为人知的原因之一。科学家创造了"久坐病"一词来描述各种与久坐有关的负面影响：肥胖、心血管疾病，还有各项致死因子风险提高了将近 50%。与久坐有关的医疗问题范围很广泛，从骨骼方面的颈部僵硬、肩膀及背部酸痛、椎间盘受损，到身体内部的血液循环不良、大肠癌，以及胰脏过度活动。^{（注8）}

好消息是，你可以通过一些超级简单的方法来大幅改善这些后果，像在久坐之间（等同于每小时只走动 6 分钟那样）采取多段的轻度休息。根据一项研究指出，进食后立即采取这样的休息方式尤其重要。受测者在摄取 760 卡的热量之后（这是多数人午餐或晚餐大概会吃进的总热量）于每小时监测其血糖值。另外一日则会让受测者摄取一样多的热量，并且每小时散步 6 分钟。结果如何？受测者施行轻度休息的日子，其血糖峰值降低了 20%。^{（注9）}这便是许多人喜欢在晚饭后散散步的生理性因素：身体能在摄取热量后，从这一点点的运动当中受益。

就算你在多数日子里都进行了高强度的运动，你还是需要在每日的不同时段里纳入经常性活动。有一份 2010 年的研究发现，成年男子（即使是那些常常运动的人）每周坐着的时间超过 23 小时的话，比起那些坐着不超过 11 小时的人，死于心脏病的风险多了 64%。^{（注10）}由此可见，与其来一次性剧烈运动，每小时起来活动个几分钟更为重要。

我们花越多时间在电视、手机或笔记本电脑前直盯着，大脑与身体出现问题的可能性就越高。如果我们少摄取一些热量和 ω-6 脂肪酸，多摄取点 ω-3 脂肪酸，并且不要常常让血糖飙升的话，有些危险是可以抵消的。但我们却常反其道而行：过度摄取糖分、面包，ω-6 脂肪酸也没停过。立刻开始调整我们的生活模式才是唯一解决之道。

为什么要运动？

多数人都知道经常运动有助于维持健康的体重，但它对大脑的益处可能比我们所了解到的还要多。事实上，运动可能是目前最好的情绪助推剂，对提高能量、抵抗焦虑和抑郁非常有效。

已有大量研究揭示，保持运动习惯在改善情绪与促进认知功能方面的效果确实胜于抗抑郁药，甚至能刺激脑源性神经营养因子（BDNF），其除了有助于生成脑内细胞，还有内啡肽以及其他可以造成愉悦感的化学物质。

杜克大学的某份研究将抑郁症患者分成三组。第一组患者服用普遍性抗抑郁药"左洛复"；第二组患者不服用左洛复，但会有 45 分钟的运动量；第三组患者除了服用左洛复之外也会运动。4 个月之后，所有患者所呈现的正向改善都差不多。那么，往后快进 10 个月的话，会看到什么结果呢？ 10 个月后，仍有抑郁症状的人数，在服用左洛复的患者里占了 38%；在服药同时又运动的患者里占 31%；而在单纯只运动的患者里，则仅占 8%。[注11]

这当中的隐性条件是，受测者必须坚持运动习惯，否则效果便会减少。在此所施行的活动也并非指集体训练营的那些运动，而只是很简单的慢跑或骑运动脚踏车。持之以恒胜过一次性剧烈运动便是此处所传达的讯息。一份哈佛大学在 2005 年的研究发现，即使只是持续快走 35 分钟，也会对抑郁症产生明显的影响。

持续运动不仅会让人感觉更愉悦，思绪也会更清晰。此外通过运动刺激脑源性神经营养因子，能促进神经发生来消灭阿尔茨海默病所造成的脑内斑块，对大脑而言，就跟实施干细胞疗法一样。当你参与从未接触过的具有挑战性的事情当中时，它便能帮助大脑制造出新的化学反应。

再次说明，你不必为了获得大量益处而大肆运动。有研究揭示，一天只要走动 1 英里（约是 2000 步的距离）便能减少日后包含认知损害与痴呆在内，约半数记忆问题的发生概率。[注12]大脑扫描显示，每天走 1 英里的人，其非常重要的大脑区域，如海马（为掌管学习的核心）以及前额叶（大脑中最为发达的部位）的容量会增加。另外一份采用了超过 2000 名受测者进行的研究也发现，一天内走动的距离少于四分之一英里的人，其发生痴呆的概率是最常走动者的 1.8 倍。[注13]

运动的好处这么多，而不运动所导致的风险是如此的大，何不试试把一些基本的运动方式纳入你的生活当中呢？这件事简单到不可思议，不会比你逛街还花时间，你的气色就会更好，感觉更愉悦，思绪也会更清晰。

脑漏：一种新肠漏

我们的身体构造使我们能吸收需要的养分，同时将不好的东西屏蔽在外。在肠漏的情况下，未消化的食物和细菌开始穿透肠道黏膜，进入它们不应该进入的肠道内膜，从而引发腹胀、发炎和疲劳等症状。对于患有乳糜泻或谷蛋白过敏的人来说，则是由一种叫作带连蛋白（zonulin）的分子引起的。这种分子的激增可以使毒素更容易渗透到肠道和血脑屏障（你的大脑的防御系统，防止有害的物质进入）中。多年以来，我们已经知道谷蛋白过敏可能使大脑更容易受到毒素的影响。

但突破性的研究表明，脑漏不仅仅影响对谷蛋白过敏的人，肥胖或久坐不动的人也同样可能脑漏，因此也更容易患脑雾和抑郁症。2014 年的一项研究发现，肥胖小鼠血液中的促炎性分子水平升高。更令人不安的是，这种分子通过了血脑屏障，直接进入大脑中。一旦到达大脑，它就会影响与学习相关的区域，以及与健康情绪相关的突触。[注14]

好消息是，当超重的大鼠进行运动后，炎症反应减少，突触健康状况好转，认知能力得到改善。

处方：动起来

在脸书（Facebook）与推特（Twitter）问世之前，美国还有另一项伟大发明：福特T型车（Ford Model T）。于1908—1927年推出的福特T型车是第一辆普通美国民众都可以负担得起的汽车。为了行车，郊区的道路都被铺平了。第二次世界大战后，人民开始搬离城市，大约在1950年，住在郊区的美国人民就比住在城区里的人要多。[注15]而随着这波迁徙，汽车和火车的通勤开始剧增。几年过去了，由于交通恶化、大都市地区房价上涨，越来越多的人被迫搬迁到离城区更远的地区，而通勤的时间也随之拉得更久。另外，诚如研究所发现的，开车上班的距离只要达到10英里及以上的人，便容易有血糖升高、身体活动力低下的现象，其罹患抑郁症与焦虑症的风险也会更高。[注16]

这样看来，房地产公司似乎可能是对的。一切真的就是跟"地点、地点还有地点"有关。去年我搬家的时候，我非常了解自己想要住在哪里，目标是找到距离我办公室只要步行5分钟以内的地点，而我也成功找到了。现在从我家前门走到办公室，只要走过一个半街区的距离，大约一百秒以内就到了。

我牺牲了什么换取这么多的方便呢？空间，很多的空间。我的新家只有一间浴室，没有中央空调也没有暖气设备。但我的办公室就位于街角，仅三个街区远的地方还有一个超棒的公园，让我可以天天带狗去遛遛。我最爱的杂货店也只要过两个街区就有，牛奶快喝完的时候我甚至不用开车出去买。结果是：我现在开心多了也平静多了，同时还感觉自己跟小区的人有联系。我常常好几天没坐上自己的车。

我的经验教会我，虽然搬离当前的住所对大多数人来说显然不在选项之中，但是在改善思绪与感受方面，尽可能住在距离工作地点步行可及的邻近区域，是你力所能及的好方法之一。不过，如果你无论如何都要搬家的话，不妨考虑一个适合真正步行生活的家（你可以在 walkscore. com 网站输入本国的任何地址，网站会根据地址所邻近的餐厅、各种服务设施、大众运输项目来提供你 1 ～ 100 之间的点位步行分数）。

如果变更住所对你来说不是那么容易的事，你还是可以在例行事项上做点有意义的改变。从你家步行可到的距离里有没有餐厅呢？试着走走看。订中餐的时候，别急着叫外卖，改到店自取然后去拿，即使你傍晚要多花半个小时来做这件事，我保证这也是件愉快的事，而且你晚上可能睡得更好。如果有一个健身房，离你家只要短短 10 分钟的慢跑距离呢？虽然不像你现在去的健身房一样大或豪华，但如果这表示你会因此常光临健身房，那么请考虑将距离你需要半小时车程的健身房会员资格转到这里来吧。

当你将走动定为每日的优先事项，如此安排生活，身体与大脑发生变化的速度可能会快到令你大吃一惊。

行动计划

真的再怎么强调都不够：结合了运动的生活方式对你的健康至关重

要。这也是为什么在"七天能量革命"里，会要你每天实行 1 ～ 2 次，总时长为 44 分钟运动的原因。倘若你是忙碌的职场女性，打从生下孩子后已有三年没有时间运动，你便能在午餐时间快走 22 分钟，而后再于返家路上慢跑 22 分钟。这是能让你在不感到沉重的情况下，为日后生活所做些什么的方法（若你是自发性想运动的人，请自由地将这 44 分钟运用在强度高的集体训练营活动，或是旋转训练课程里，我绝对不会阻止你的。无论你想要达成的健康目标如何，你都应该在不至于累坏的状态下，专心挑战自我）。

另外还有一些其他简单的方式，能让你逐步增加每日的身体运动量。以下提供一些简单的建议，能帮助你避免缺乏运动的生活方式：

- 只要能爬楼梯，就别搭电梯或扶梯。
- 午餐及晚饭后，沿着街区走一走。
- 当你正在用手机跟朋友通话时，戴上耳机在你的社区里走一走。
- 如果你办公室用的是室内电话，就牵一条长电话线，或是采用无线听筒（要不就是拿你的手机打电话）。在打电话的时候，请站着说或一边走动一边说。
- 看电视的时候，遇到广告时间就起来走一走。你甚至也可以摇呼啦圈、做平板支撑，或是做卷腹运动！
- 考虑在办公室使用高脚立桌，或是拿弹力球来坐，并且适时在座椅与弹力球之间交替。坐弹力球的时候会自然地使用核心肌肉，同时也能燃烧热量。
- 停车的时候，停在远离办公室或杂货店的地方。养成选择停车场里最不方便的位置的习惯。

- 若是搭乘大众交通运输工具，提早一站下车，然后用双脚补上这段距离。
- 领养一只动物。养一只狗你便会毫无商量余地地频繁运动（陪伴与无条件的爱也是另一个很大的好处）！

一旦你开始经常运动，你很快就会发现自己生活的各方面都有所改善，包括睡眠习惯，那是另一个可以优化思绪与感受的必要因素。

CHAPTER

10

光、睡眠与科技
Light, Sleep, and Technology

"我整个就是夜猫子。"彼特这样得意地宣布。"凌晨 3 点之前我是不睡觉的，我想我一周至少有 3 ~ 4 天会熬通宵。这样也真的蛮方便的，给了我很多机会可以跟印度、中国，或是不同地区的人聊天。很庆幸我一直是个夜猫子。"

身为一个已 40 岁出头的网站开发人员，害羞的男子彼特因为一些他自己也说不上来的问题来找我。彼特交友广泛，但还是觉得寂寞。即使他有稳定的交往对象，但无论是在亲密关系或纯粹的情感层面，都没办法感到满意。他尝试着过健康的生活，也会运动，但体重却开始上升，还经常觉得自己没什么精神并疲倦。

"觉得好像所有事都蒙上一层灰。"彼特告诉我。"一切都没问题，<u>但其实并不那么好。不过我觉得也还可以，只是想不出好点子，没什么创意之类的，也就顺其自然</u>。我不知道自己怎么会这样，也不晓得怎么改善这种状况。"

根据彼特的描述，他的饮食听起来算是健康，健身的方式也符合标准。直到他分享了自己的睡眠模式，我才开始怀疑他脑内的化学反应可能出差错了。

彼特并未了解到睡眠在大脑化学反应的各个层面所扮演的角色有多重要。睡眠会促进学习能力与创造力，其作用有如大脑的"自我净化"程序，能防止脑雾发生并且清除阿尔茨海默病的形成因子。既然睡眠会影响压力激素皮质醇（cortisol），自然也与减轻体重有关（过多的皮质醇会通知大脑储存胃部脂肪，而缺乏睡眠亦会引发激素释放，造成身体对不健康食物的渴求）。这些因素一起跳出的微妙舞蹈，只要1～2个无法成眠的夜晚就会出现。现在，你对于失眠与抑郁症之间那强烈的关联性是否还有任何疑问？

自然规律让人在夜晚睡眠、白天醒着。而我们之中有些人，就像彼特一样，工作到深夜，便是无视我们的昼夜节律（circadian rhythm）（我们身体的自然时钟），挑战着大脑的化学反应。虽然可以理解为何彼特会沉浸在他的深夜生活，但我不禁怀疑，睡眠不足与紊乱的昼夜节律两者，都是导致他有轻微抑郁症以及生活缺乏愉悦感的原因。

他就跟很多睡眠不正常的人一样。你知道睡眠不正常是怎么回事：无论你是无法入睡、爬不起来、无法深层睡眠，还是没办法在正确的时间睡觉。这些越来越多的普遍性问题，都与我们思绪是否清晰、感受是否敏捷、人是否乐观牵扯在一起。

24 小时的光线

我们大脑里的松果体（pineal glands）会制造一种叫作褪黑素的激素，帮助我们调节醒睡周期。当天光逐渐变暗，松果体会释放出更多褪黑素，通知我们是时候放松下来并且进入睡眠。而在窗外出现早晨的第一道光线时，松果体便会减缓褪黑素生成，告诉我们该醒来了。

我们身体的运作方式是这样的：光线和黑暗与身体的醒睡周期（sleep-wake cycle）同步后精确结合，而醒睡周期也与下丘脑（hypothalamus）里的视交叉上核（SCN）有关。视交叉上核会同步身体的醒睡周期与环境的昼夜周期，进而调节我们个人趋近（但不完全是）24 小时制的昼夜节律（昼夜节律不仅仅影响我们的睡眠周期，也连带影响整个身体，甚至是 DNA。一份 2013 年的研究在受试者的血液样本里发现，<u>光只是一周的睡眠不足，就有超过 700 组基因受到影响</u>）。(注1)

光线是一个非常好的均衡器，让我们能够以大致相同的时间表生活、工作，以及娱乐。但突然之间笼罩在过久的光线下，身体就会应付不过来。现今我们不停地受到光线的围绕。不仅有连在太空中都能看见的摩天大楼所发出的强光，还包括我们即使躺在床上，还不断聊天时手机、平板发出的微量光线。

几十年过去，就连光线的颜色都从爱迪生灯泡或 60 瓦白炽灯周围的红光，变成了节能灯、LED 灯，以及笔记本电脑、电视、手机和平板电子屏幕上的主要蓝光。这些设备发出的蓝光更多，<u>而蓝光（真正的全光谱日照里也有的光线）特别会抑制脑内褪黑素的生成</u>。昼夜节律受到这些光线包围，代表着我们的身体不再清楚它们何时该进入睡眠了。

在这个世界电子化之前，许多人每天有 12 小时以上是与黑暗共处的，某些地方在一年之中的某些特定时间甚至更久，这表示松果体每天有一半的时间会释放出数量偏高的褪黑素。你上一次连续 12 小时没有接触光线，或是没使用手机是什么时候的事了？

睡多久才够

使用这些科技产品彻夜聊天也是个问题，结果你可能很晚了还在熬夜，天亮很久了才去睡觉，然后你就会错失白日里的时光，那是全光谱阳光能发挥最好疗效的时间。[注2]

早晨让自己晒晒太阳跟傍晚时刻避开阳光同等重要。在白天里晒太阳，大脑会得到讯息，并和有关活力及精神的节律（rhythms）接轨，借此稍微促进维生素 D（vitamin D）生成。

但不幸的是，绝大多数的人都没有获得足够的光线。我们在建筑物里度日，且通常离窗户很远。而室内光线大多不够亮，无法给予大脑足够强烈的讯号来改变昼夜节律。

我们的生活方式正在极度削弱身体的自然节律功能（natural rhythms）：应该有光线的白天却是暗的，该是黑暗的夜晚却闪着蓝色光亮。昼夜节律受到此般干扰会造成两种状况。第一，会让我们起得太晚，对大多数人来说，这便是睡眠不足的表征；第二，我们的身体不知何时该醒来，另外有些人则会睡得太久。不管是睡太久还是太少，两者都会危害心智及身体。

比起上一代人，现在一般人的睡眠时间几乎少了 1 小时。我们这种不间断的联系、被智能手机制约的模式，对美国人平常晚上平均只睡六个半小时多少有点影响，主要调查显示，跟其他国家相比，这样的睡眠时间只高于一个国家。美国女性受影响的程度更大，有 67% 的女性表示一周里会有几天睡不好。

但就算 73% 睡眠不足的美国人知道他们这样的睡眠习惯会损害健康，大多数的人还是会在睡觉前的一小时使用电子设备。也许是因为太少人了解这样连续接触光线如何影响睡眠，或不了解光即使是适度剥夺睡眠也很危险。

你知道吗？在睡眠不足的情况下开车，其危险的程度就跟酒驾一样，甚至更糟，是因为许多缺乏休息的人不知道自己已经受到伤害。研究显示，连续醒着 21 小时等于血液里含有 0.8mg 的酒精含量。^(注3)可怕的是，一份来自美国汽车协会（AAA）的调查发现，有 40% 的驾驶人表示曾经在开车的过程中睡着或是打瞌睡，更有超过 25% 的驾驶人说出现过因为实在太累了而无法睁开眼睛的情况。

那么，谈到睡眠时间，最合适的数字是什么呢？一觉睡 6 小时似乎是很合理的时间，但宾州大学有一份实验发现，连续数个夜晚都只睡大约 6 小时的人，跟两天里极度缺乏睡眠的受试者一样，有着相同的行为缺陷。^(注4)更引人注意的是，在研究中要求受试者表达自己对于睡意的测试体验时，他们大多没发现这些缺陷。

那是因为，长期缺乏睡眠很不幸地已成为我们的新日常。我们太习惯一直处在有点累的状态，并且觉得自己很好，但其实根本就不是这么一回事。试想这可能会引发多严重的后果：就算只是略微迟缓的反应时间，就可以有"及时踩下刹车"或"猛然撞上你前方的车辆"两种不同的结果。

研究也揭示，导致更多车祸的发生根本不用两周的睡眠不足，只要一个晚上用 1 小时搞乱我们敏感娇弱的醒睡周期就能办到。有证据显示：在施行夏令时（daylight savings）后的星期一，通常都是车祸的高峰期。^(注5)

所以啊，不要再欺骗自己了：只睡 6 小时真的不够。良好的夜晚睡眠时间大约是 8 小时。无论如何都不能少于 8 小时。

睡眠、情绪与记忆力

获得充足的睡眠不仅能增加你的敏捷程度，也会改善你的情绪。当你没有获得足够的睡眠时，你体内的皮质醇等压力激素水平便会上升。而当压力激素水平上升，多巴胺的水平就会下降。缺乏多巴胺会令人感觉不快乐、没有目标、精神也无法集中——完全就是造成抑郁症的罪魁祸首。长时间过高的皮质醇水平也显示会抑制血清素联结脑内的多个区域，因此造成焦虑情绪的扩张。^{（注6）}

睡太少—→皮质醇水平上升—→更多压力—→多巴胺水平降低—→长期抑郁症

睡眠有助于学习也有益于神经发生，能加强神经之间的联结并且巩固你在白天编码过的记忆，使短期记忆转存为长期记忆。

因此，就算你跟那些人一样，认为自己只睡五六小时还能一切正常，你便错过了对抗脑雾的过程中的一个关键步骤：激活脑内的清除程序。一份2013年的动物研究显示，在睡眠的时候，神经之间的通道会增加至60%，让脑脊液（cerebrospinal fluid）得以进入。脑内神经之间额外的空间正准备接受清洗：使用脑脊液将导致阿尔茨海默病的斑块清除掉。在你睡着的时候，这个"清除程序"的效果会更优异，也就是说，会有更多"垃圾"从你的大脑里被清除掉。^{（注7）}

这就是为什么当另一项研究发现每天只睡四小时的小鼠，脑内拥有更多导致阿尔茨海默病的斑块，并不那么令人诧异。^{（注8）}睡眠可能也有助于强化脑细胞。一份2013年的研究发现，进入睡眠时，小鼠的脑袋会制造更多的髓鞘（myelin），其作为脑细胞的绝缘体，能够让愉悦的电流在脑内更自由地流窜。^{（注9）}

睡眠不足引起的其他身体状况

如果你长期没有获得充足的休息，体重会更容易上升。导致这种现象的原因在于，昼夜节律的作用不仅限于使人进入睡眠，同时也影响着人的新陈代谢还有活力程度。在一项研究中显示，早晨的光线蓝光浓度最高，多晒晒这时的光线能拥有较低的身体质量指数（body mass index）。一天里，受试者接触光线的时间越早，就会越瘦。调查人员执行这项研究之后发现，人所需要曝晒在白天光线里的程度，单以室内照明是很难达到的。^{（注10）}

人在进食之后，身体会产生一种激素叫作瘦素（leptin）来让你感觉饱足，而当昼夜节律紊乱的时候，瘦素分泌量则会下降，导致你可能会吃进更多东西以及血糖升高，据我们所知，这会引起糖尿病、脑雾、痴呆。这些因子之间一直相互彼此联结着。

睡太少━━▶瘦素不足━━▶暴饮暴食━━▶血糖升高━━▶体重增加━━▶可能引发糖尿病、脑雾及痴呆

适量的褪黑素对于维持健康也很重要。再次强调，褪黑素是由松果体所制造的激素，协助身体调节醒睡周期，它不仅能帮助睡眠，同时也是强效的抗氧化剂。这种激素会随着年龄增长减少分泌量，因此变得越加珍贵。

褪黑素分泌量不足与患癌风险增高也有关系。举个极端的例子，夜班工作者的日程安排造成人为抑制褪黑素生成。在分析 21 项测试夜班工作者的研究之后，结果显示夜班工作的女性罹患乳腺癌的风险高达 70%，而夜班工作的男性罹患前列腺癌的风险则达到 40%。^{（注11）}相反地，像生活在阿拉斯加、格陵兰岛这样日照时间较短的地区的人大多拥有较高的

褪黑素水平，罹患乳腺癌与前列腺癌的概率就比较小。^(注12)

控制咖啡因摄取量

要你避免过量摄取咖啡因还有一个极具说服力的理由：当你因为咖啡因而亢奋到整晚熬夜、无视自然规律时，便是在抑制松果体分泌褪黑素。况且据我们所了解，褪黑素不仅是"睡眠激素"而已，同时它也是强效的抗氧化剂，能够抑制身体出现癌症与肿瘤。

摄取太多咖啡因➡️熬夜到太晚➡️褪黑素分泌量减少➡️患癌风险提高➡️死亡率增加

情况更加复杂的是，抑制褪黑素分泌或许是导致癌症的风险因素，但癌症本身也可能抑制褪黑素分泌，如此一来又会增加癌症进一步发展的风险。^(注13)难怪回顾好几项受试者超过 100 万人的研究之后会发现，不管是睡得太多还是睡得太少的人，都面临更高的死亡风险。^(注14)

按下重置按钮

不过，要是你就是睡不着呢？相信我，我们都曾有过无法入眠的经历。据报告，有 5000 ~ 7000 万美国人受睡眠障碍所苦。^(注15)而根据美国疾病管制与预防中心的资料，大约有同样数量的美国民众（至少有 5000 万人）并没有获得足够的睡眠时间。

遗憾的是，这些人并没有将身体的节奏恢复正常，许多失眠者选择服用处方安眠药来按下众所皆知的"重置按钮"，那可以无视于昼夜节律直接让人昏睡。从国内销售量第一的处方安眠药"唑吡坦"就可以得知，有越来越多人采取这样的方法入睡。

选择这样做的人数真的非常吓人。唑吡坦的制造公司声称，在1988—2006年，美国人共吞下 1.2 亿颗唑吡坦。[注16]而在 2012 年，唑吡坦开出的数量在美国国内处方药中排名第十二，同时也是开出数量居次的精神科用药，共开出了 4400 万份。[注17]

由于人们实在太渴望拥有好的睡眠质量，以致忽略了越来越多关于药物危险的警告标语。2003 年史泰登岛渡轮撞击事件，罹难者共 11 名，该事件貌似与服用唑吡坦有关。[注18]2007 年，悉尼一名男子自高楼阳台坠落身亡，其原因可能是来自于服用唑吡坦后的梦游症。[注19]

有关唑吡坦造成的危险驾驶也有大量报道。2006 年，帕特里克·肯尼迪在体内还有唑吡坦的状态下撞车。一名毒理学家发现，过去五年里，在威斯康星州被拘捕过的 187 名司机，血液里都残留唑吡坦。[注20]一份 2008 年在迈阿密的研究也显示，在路边停车接受酒驾检测的司机中，有 5% 的人体内含有唑吡坦。[注21]

就算你服用的是处方药，晚上睡了个好觉，然后在睡满 8 小时之后起床，开车也还是危险的，尤其是女性，原因在于男性代谢唑吡坦的速度比女性快得多。2013 年，数个研究显示，有 15% 的女性在服用非缓释型的 10 毫克剂量唑吡坦 8 小时之后，其血液中残存的药量依旧足以危及驾驶状态，因此，美国食品药品监督管理局建议调降给女性服用的唑吡坦剂量。若服用的是新式缓释型唑吡坦，血液中残存的药量足以危及驾驶状态的女性人数比例则上升至 33%。[注22]由于可能导致认知障碍和跌倒，唑吡坦对年长者来说也是有问题的。研究发现，对年龄过 60 岁的人而言，药物治疗带来的风险可能比好处还要多。[注23]

根据美国药物滥用与精神健康服务管理局（Substance Abuse and Mental Health Services Administration）的声明，唑吡坦也会带来其他的危险性。2005—2010 年，因为唑吡坦造成负面反应而急诊的人数，攀升了 220%。多数为女性，且大部分的年龄在 45～65 岁。(注24) 研究人员也在 2012 年发现了唑吡坦与癌症还有死亡之间存在着关联性，虽然他们还无法断定这样的关联是因果关系。(注25) 尽管如此，难道我们不该在任意服用各种安眠药之前更谨慎一点吗？最近，《纽约客》专访了一名研究人员，该研究人员为研究唑吡坦与死亡之间的关系，调查了超过 3 万份的电子病历。这名研究人员表示："根据我最佳的评估，唑吡坦之类的药物所造成的死亡人数就跟香烟一样多。"(注26)

唑吡坦也可能造成思绪的恶化现象。顺行性遗忘会导致患者无法记得最近的事，这便是另一个极度令人担忧的可能的副作用，有这样情况的服药者可能多达 5%。(注27) 也有一些人可能会在服药之后出现暴食行为，甚至是性行为，但并不记得，这也就是为什么会有报道将唑吡坦描述为约会强奸药物的原因。(注28)

就算没有这些吓人的潜在结果，唑吡坦在解决失眠方面也不是全然如预期般奏效。反弹性失眠（rebound insomnia）是常有的事，代表着你一旦停止服用唑吡坦，你的失眠症状会比你服药之前更为恶化。(注29)

按下重置按钮不会是解决之道。就像我们讨论的那些精神科用药一样，若你未曾先寻求其他方案便直接服用这些药物，就有太多风险掺和在里头。如果你有决心要改善自己与睡眠的关系，就从调整一些生活方式着手，把你的白天（与夜晚！）调成与你的自然节律（natural rhythms）相符的吧。这或许会比经常服药还要花点功夫，但结果将更为持久，也会让你在未来几年拥有更愉悦的感受。

行动计划

若你深受失眠之苦，诚挚地鼓励你先尝试无药方案，首先从认知行为疗法开始，其已受到证实比处方安眠药更能帮助人们入睡。^(注30)

饮食的微小改变也能造就极大的成效，ω-3脂肪酸是协助褪黑素生成的基础元素，但大多数美国民众所摄取的分量并不足够。海鲜里所含的 ω-3脂肪酸、DHA 已显示能改善睡眠时长与质量。因此在七天情绪革命里，你每天都会吃到富含 DHA、ω-3脂肪酸的超级食物，来协助你以自然的方式睡得更好。

如果你还是需要些协助才能入眠，长效缓释型褪黑素补充剂可能是个可行的选项，这在非常非常多药店专柜都可以找到。^(注31)但请优先选择剂量较少的一毫克长效缓释型，因为剂量要是太重了也还是会干扰到醒睡周期。研究显示，失眠者身上的褪黑素比不失眠的人要来得少，故褪黑素对于失眠的人能起作用^(注32)（再者，既然褪黑素的分泌量会随着年龄递减，失眠也可能因岁月累积而恶化）。

研究指出，褪黑素能缩短入睡所需的时间，在某些情况下，补充剂的效果确实胜过一些处方安眠药。^(注33)而褪黑素能同时提升睡眠质量还有早晨的注意力，对于在服用唑吡坦之后表现出明显危险性的两个群体，即女性与年长者，褪黑素则特别有帮助。^(注34)与处方安眠药不同的是，服用褪黑素不会有戒断作用（withdrawal effects）。也就是说，虽然褪黑素能够调整身体的昼夜节律，但是多数人后来都是可以停用的。我们身体每日所制造的褪黑素大约只有 0.3 毫克，因此，请用你所需的最低剂量来改善睡眠。此外，一如既往，在你服用任何药物或补充剂之前，请先知会你的医生。

其他方案

吸收一些阳光。 醒来的时候，请尽快地打开你的百叶窗然后开灯，让你的眼睛先看见晨光中的景色。利用早上跟中午休息的时间外出走走，让自己运动一下，同时晒点疗愈的光线。如果办公室有窗户，移动你的桌子让自己可以面对窗户，或至少也跟窗户的方向垂直。

重新考虑你所使用的灯泡。 如果你整个早上都被困在没有窗户的办公室里头，可购买某品牌的 LED 灯泡。他们的"清醒与警觉（Awake and Alert）"系列灯泡能够制造出蓝光来令你保持清醒，它拥有足够的亮度，有助于调节醒睡周期。或者你也可以使用特殊灯泡，像同品牌的"晚安（Good Night）"系列灯泡会在下午及傍晚时刻滤掉蓝光，那也是最好避免使用日光灯及 LED 照明的时间。不过，既然都是灯泡，其散发出来的光线在外观上是与一般灯泡无异的。虽然它们卖得比传统灯泡贵，但节能效果都非常优异，他们的 10 瓦的灯泡便能取代 60 瓦的灯泡。此外还有一项好处：它们的使用时间比其他的白炽灯或日光灯来得更持久。在没有使用日光灯的室内，像厨房这样的地方，可以考虑安装感光夜灯，这样你就不用在傍晚的时候手动开灯。另外，也可以在你的灯具上安装亮度调节器，晚上的时候就可以将白炽灯调得昏暗些。

需要的时候就小睡片刻。 如果小睡片刻能够让你保持敏捷与强壮，无论如何都得睡一下。研究显示，午睡虽然质量不会太好，但对于改善表现仍有所帮助。也有研究表示，空中交通管制员只要稍微睡个 18 分钟，就能改善反应时间。不过你大概需要挪出约 40 分钟的休息时间，因为光是真正进入睡眠就要花上 20 分钟。^(注35) 由于醒睡周期的功能会在午餐过后渐渐下降，因此，最好的午睡时间大约是在下午三点左右。但也别睡太久，避免干预夜间节律（nighttime rhythms）。事先安排午睡时间也是个好策略，因为那可以让你的脑袋先为这件事做准备，然后你会发现能够更快入睡，也睡得深。就算已经在路途中，需要的时候，你可以也应该要睡一下：如果你发现自己在长途驾驶的过程中昏沉想睡，就把车靠停在安全的地方，睡个半小时左右吧。

改掉晚间使用电子设备的习惯。在接下来的章节里，我们会针对这项建议进行更详细的讨论，不过如果你正好有睡眠方面的困扰，你应该要尽所能地避免在晚间使用电子设备，尤其是电视跟手机。睡前 3 小时全数关机是个好主意（你可以想象一下，戒除电子设备会怎么改善你跟所爱之人间的关系）。若你必须保持开机，请将你的手机、平板或笔记本电脑的明亮度尽可能调到最低，或者最好是可以在使用的时候戴上橙色玻璃镜片的太阳眼镜，隔绝会改变你昼夜节律的蓝光。把电视还有其他电子设备移出卧室。此外，就算手机要充电，也别在卧室里充，改放在客厅充电可以避免你夜间还打开手机。睡前若有阅读习惯，请舍弃电子书阅读器，改拿旧式的纸质书籍，并把光线调暗。

控制你的温度。优质的睡眠不仅会受到光线或是光色的影响，体温也是影响因素之一。由于体温会在日夜之间起伏波动，房间的温度也应该要跟着改变。人的体温在下午跟傍晚的时候呈现最高温，在就寝时间来临之前会持续下降，然后在最容易进入深度熟睡的早晨时间达到最低温度。保持房间冷度有助于加速这个在睡眠中发生的自然冷却过程。70 ℉（约 21 ℃）是最适合醒来的房间温度，而良好的睡眠室温则应该要更低，大约在 66 ～ 68 ℉（18 ～ 20 ℃）左右。就寝之前冲热水澡也是个好方法，那可以从这两方面来使人入睡：温暖的水能放松你的肌肉，而且在你洗完澡之后，体温也会开始下降。若要进入最好的睡眠状态，除了双脚之外，尽量将体温维持在冷一点的温度。但请让脚部保持温暖，需要的时候就穿双袜子，因为双脚冰冷可能反而会让你不易入睡。

CHAPTER 11

数位分心
Digital Distraction

　　打从会谈开始90秒后，莫妮卡的问题对我来说实在显而易见。拿着黑莓手机收发工作邮件，用手机接听私人电话、发短信，她从一坐下这两个设备就没离手过。身为一位母亲，也是一个能干的公关，莫妮卡一直在对外联系。她非得这样做不可！她总是在等待紧急来电、电子邮件或短信。事实上，这些不间断的文字讯息不外乎是一些来自她助理的会议提醒、新闻稿审批申请，和客户的服装在前天晚上的颁奖典礼遭受批评的消息，都不是什么紧急的事。

　　这些从不停止的电话、短信、推特、电子邮件轰炸，让莫妮卡处于一种持续分心的状态，她老是觉得自己只有"一半的存在"，无法专注于当下的时刻。更糟的是，莫妮卡永无休止的分神状态已开始磨耗她跟先生、孩子之间的关系。随之而来的，还有综合性症状：轻度焦虑、轻度失眠、轻度抑郁。

　　莫妮卡诉说自己的压力来自于试着同时应付婚姻、母职，还要承担高压工作。当她想到9岁的女儿对她叹着气说道："妈妈，我跟你说话的时候你都不看我。你爱的是工作，不是我。"莫妮卡哭了。

这句话是压垮莫妮卡的最后一根稻草，她真的很想要扭转她的生活。

"麦克医生，我女儿让我了解到我再也无法要回那些跟孩子们相处的时光。我需要你协助我重新调整生活的优先级，但坦白地说，我有点害怕，因为我也不确定这能否办得到。感觉一天要有 30 小时我才能把每件事情都做好。"

"当然我没办法把日子变得更长。"我说，"我能帮你的，就是让你变得能活在当下，那样确实可以帮你争取到每一天里珍贵的时刻。"

我向她解释，大多数的人都认为一次处理多件事情可以节省时间，实际上却总是得到反效果。专注地执行"单一作业（single-tasking）"不仅能让你不那么手忙脚乱，也会令你更集中，同时还会变得更有效率，能更快完成新闻稿、电子表格、备忘录的工作。你甚至可以专心使用社交媒体、浏览网络，而不是毫无意识地在电脑上拖延一整天的时间。

当你更专心在工作任务上，你就能省下更多的时间分配给那些对你而言重要的人、事、物，像是与家人相处的美好时光。只要你将时间投注在你在乎的人身上，你就是真正地参与了这些时间，而"参与"便是人类能相互给予的礼物之中，最奇妙又最具改变力量的一种。它既能造就也能毁掉婚姻或友谊。它还能让你的孩子感受到自己是被珍惜与重视的，而不是无足轻重、不受疼爱的。

"莫妮卡，这不是一夕之间就能做到的事。但我打包票，只要你愿意做出一些小小的改变，你的生活就会大幅改善。"

从早到晚都分心

你是不是觉得莫妮卡的困境听起来似曾相识呢？你是否曾浪费过整

个早上的时间，忙着确认工作事项、刷新所有的电子设备，最终只发现自己连一件工作都没完成？

以下是个极其典型的场景：你的工作从制作报表开始，但你的手机突然出现消息提示，之后脸书通知你又有人对你昨晚上传的照片点赞，随即又来了一则实时新闻的推送通知。噢！还有两周后举办鸡尾酒派对的在线邀请（Evite），你的工作手机响了，然后助理来到你的办公室，提醒说今天的行程安排包括 6 个会议和电话会议。烦死了！要做的事竟然这么多，而大半都被我忘了。

你会这样想着："天啊，我真是太分心了。"显然你需要来点咖啡，然后在休息室跟朋友小聊了 15 分钟，但你看似在听其实是在分心想着那些你早该完成的事。你回到自己办公室，发现从上班开始到现在 1 小时过去了，你本来可以轻松做完那份报表的，现在又开始慌张了，因为 10 分钟后就是一连串会议的开始，也就是说，你得把这份报表带回家，而且晚上就要做完。你思忖着，噢！好吧，我就在电视机前吃晚饭的时候弄这个，再跟男朋友聊聊他今天过得如何。

凌晨 1 点，你终于弄好报表了。隔天，在你因为工作狼狈又筋疲力尽的时候，老板发来一封不怎么友善的电子邮件，指出你文件里好几个错误。这个时候你会感到非常难受，甚至进度还会更加落后，因为你除了要完成今天的事还得修改昨日的错误。

在考虑注意到多数人有多么习惯分心之后，对注意缺陷多动症的发病率如此激增还有什么好奇怪的呢？儿童患注意缺陷多动症的人数增加了 3 倍，而随着成人注意缺陷多动症诊断要求的放宽，原本早已涨翻天的人数可能又会再创高峰。虽然苯丙胺能改善大多数人的注意力，它对某些人来说也绝对是必要的，但它却不是注意力无法集中唯一有效的解决办法。把铃声调成静音，或是关掉脸书通知 1 小时，也能达到相同的效果。

这些微小但意义十足的改变是非常值得做的，数字娱乐不仅分散我们的感知，甚至还会危及性命。研究显示，一边开车一边使用手机等同于酒驾。[注1] 2005—2010年，美国境内因驾驶分心而遭受撞击行人致死的数量上升了50%。走路分心甚至也成了问题。是的没错：人们甚至在过马路之前不确认双向道路，就因为忙着看手机。

当你被困在路上90分钟，你就完全可以理解为何手机会如此充满诱惑，但我们对手机太上瘾了，即便5分钟的步行路程，也要通过手机汲取一切微小的乐趣。

关于手机和电脑，有件事你得要了解，那就是所有的闪烁提示、通知铃声，还有当我们试着阅读新闻时在屏幕上滑来滑去的动态广告，都在刺激我们的大脑分泌微量的多巴胺。这跟嗜赌成性的赌徒坐在老虎机前时，大脑就会涌出多巴胺的道理没什么差异。脸书被点赞、推特被转推、Snapchat照片被标注、Instagram粉丝数增加，还有Tinder配对都开始对我们产生令人上瘾的吸引力。但只有一点点永远不够，每一次只要有人对我们更新的状态点赞，我们就会变得更依赖那通过脉搏传递而涌现的些许快感，于是，我们就会一直一直这样下去。

一心多用的工作狂

我们甚至会在从事休闲活动的时候意念分散、漫不经心。最近的一项研究指出，有61%的人会同时一边看电视一边上网，我们甚至在不忙的时候都无法专心！

不过老实说，所谓的"多任务处理（multitasking）"实际上也只是快速的单一作业处理而已。2009年有研究表示，受试者经训练之后同时间做两件事，确实会加快处理的速度，也因此在多任务处理上表现更好，或者说，看起来是这样。但通过大脑扫描来看，当受试者呈现出正在进行多任务处理的状态，他们事实上是在不同的工作间快速切换，因而产生了同时做两件事的错觉。[注2]

然而我们如此连续不断地在不同事情中切换，却反而是把珍贵的时间都浪费掉了。2001 年的一项研究显示，执行的任务越复杂，受试者就得花越多时间切换。举例来说，同时使用乘法和除法，比单纯使用加法来得更花时间。从现实生活中的例子来看，在洗碗的同时跟另一半闲聊可能不会浪费时间，但如果你要和伴侣讨论女儿最近的行为问题，同时又要回复一封重要的电子邮件，你就会很痛苦。

这项研究也发现，多任务处理会使得受试者的大脑负荷过重，以致无法将不相关的讯息过滤掉。[注3]受试者若全心专注于单一作业，完成之后再执行下一项作业的话，效益会比较好。切换不同事情所带来的负担会导致效率降低 40%，你能否想象，多出了这 40% 的效率，你等于多出了多少时间吗？

另外还有研究专门针对同时使用多种媒体进行多任务处理的人进行测验，比较"重度"与"轻度"使用者之间的表现与记忆力。你可能会认为，那些被定位成"重度多媒体多任务处理者"的人比较能过滤掉无关刺激物，也能更快速地在各种事件间切换，但实际上他们在这些衡量项目的表现，比起轻度多媒体多任务处理用户要来得糟。[注4]研究结果显出，轻度多媒体多任务处理用户更能将注意力集中在单一事件中，因为他们能过滤环境中那些不相关的刺激物。

因此，在把苯丙胺拿来治疗注意力集中困难的方案之前，请先尝试不同的专注技巧，那能减少你一心多用的毛病，也会在过程中让你变得更有效率。"专注"也就是在一段时间内只做一件事，并且全心全意去执行，这是矫正我们从早到晚，接二连三分心的有效方法。

冥想也是一个能够帮助改善集中力的简单方法，不需要很花费力气便能有大收获。有研究指出，只要连续 5 天进行 20 分钟的训练，便能降低疲劳和焦虑，增加注意力。[注5]另外还有研究显示，在大脑扫描中可以明显看见冥想所带来的益处，受试者每天只要花上 12 分钟，便能改善记忆力。等于是看一部 30 分钟的情境喜剧时，你会趁着进广告打瞌睡的总时数！[注6]在下一章节，我会介绍一些非常简单、随地适用的静心技巧给你，可以强制性地让你放慢脚步，更密切注意自己周围的世界。

难解的社交媒体

很讽刺的是，被设计来帮助我们与人保持联系的各种发明，从手机到社交媒体，恰好让我们与最爱的人渐行渐远。共进晚餐的人会因为我们在晚饭时发送消息而变得疏远，不断拿手机拍照也会让我们更难以活在当下，脸书状态的更新渐渐变成用来互相较劲，影响看的人的心情。社交媒体成瘾不仅磨耗了我们维持专注的时间，也恶化了你我的思绪，让我们感觉更糟。

那么，是时候检视一下你使用社交媒体的习惯了。问问自己：使用社交媒体是改善还是取代了真实生活中的人际关系？如果你是拿脸书来跟远距离的朋友保持联络，或是跟就近的亲友们一起规划些什么，那很好。但若你会在夜晚花上两个小时，研究某个你不怎么认识的人所拍摄的假期照片，然后因为自己的生活在相较之下竟然不怎么样而感到失望，建议你不如用这时间跟朋友聚聚，来个下班后的茶叙或晚餐。另外一个你要自问的问题是：我现在怎么还在用社交媒体？我是靠它在消磨时间吗？还是为了要"人肉"出前任的脸书，让自己变得抑郁，阻止我的下一段爱情？^(注7)还是只是懒得拿电话打给朋友聊计划，为了少花点力气才用社交媒体？这类型的自我检视显示出，在开始使用社交媒体之后你在上面花了多少心思。

再说，你为什么要在 Instagram 和脸书上发布那么多照片？如果你觉得自己是为了把那个时刻捕捉下来好深深烙印在回忆里的话，研究显示，这样拍摄照片的行为可能只会让这个时刻更不值得纪念。^(注8)我并不是在说你不应该拍照，而是由于数字会造成分心，所以如果你是"在每个醒着的时刻都强烈想要拍照发布"的类型，最好还是收敛一下这种强迫式行为。好好享受咖啡的香气和朋友的陪伴，不要屈服于想要记录当下体验的强烈欲望。只要待在那里，全心感受当下的时刻，在你体验事物时，别让相机来搅局，体验完全没有滤镜的生活。或许有一天，你甚至能进步到不带手机出门吃晚餐。有趣的是，你越少张贴你的生活照，越可能让你的朋友们对他们自己的照片感到满意。最近有个研究显示，受试者在浏览过脸书后，会感受到更多负面情绪。你会感到嫉妒与寂寞，可能就是因为你拿别人的理想生活来跟自己的生活比较。^(注9)

行动计划

如你所了解，从数字世界稍微抽个身就可以变得很健康。不过要做到并不容易。至少一开始执行时，你可能就需要采取一些极端的方式帮助自己戒掉。以下是一些很不错的开始。

使用网络封锁程序。试用网络封锁程序，可允许你封锁那些会很浪费时间的网站。你可以选择在某一段时间里关闭哪些网站，就算电脑重新启动过也一样能上锁。另外，还可以花 10 美元，将自由网络屏蔽器（The Freedom Internet blocker）下载到自己的电脑里，只要你上网达到八小时，它就会自动帮你断网。在一天开始时花几分钟，从这些程序里选一个出来试用看看，就能让你集中心智并且顺利地进行工作。

跟你的手机保持一点距离。只要是在工作，就关掉手机或是关掉响铃。把充电器从卧室移到厨房或走廊上，这样你就会去睡觉而不是一直看手机。关闭推播通知，这样你重要的电子邮件跟电话才不会因为每出现一则推特、Instagram 点赞，或是《纽约时报》（*New York Times*）的通知就受到干扰。一坐上车，要不把手机丢到行李箱里面，要不就把响铃设定为无声。也有很多有效的应用程序，能够在你移动的时候同时停用你的 iPhone 与 Android 设备。试着在周末里挑一天完全不碰手机。

更加静心。找寻正念，将一些我在第 204 ～ 218 页介绍的 12 分钟冥想练习，纳入你日常的例行事务里，并且减少数字娱乐，这样能帮助你过更有生产力与创造力的生活。去除不间断的科技娱乐之后，即使像做白日梦这样普通的行为都可以令你留心。你可以拿这些时间去玩一些新想法、规划未来蓝图——只要你敏捷到足以捕捉你脑内一闪而过的那些好主意。七天心灵改革，便是用来改善像前面莫妮卡以及我们之中的多数人身上，所频繁发生的注意缺陷障碍。

孤独的蔓延
An Epidemic of Loneliness

　　40 岁的女士香农，拥有常春藤学位，长期保持极优异的个人成绩纪录。5 年前她从纽约搬到洛杉矶接手一份受人尊重的工作。她身上穿着的铅笔裙、红底高跟鞋，背着的昂贵包包，都是她成功的外在证据。

　　由于香农的心思都投注在工作上，没时间交朋友也没时间约会。当她为事业感到骄傲的同时，她的朋友一个接一个步入婚姻、生育儿女。每当朋友们聚会，香农常常是唯一的单身女性，没有孩子一同出席，因此开始对自己可能再也找不到约会对象而感到焦虑。这份焦虑在她迈入40 岁的时候更加恶化。香农发现被自己拒绝掉的社群邀约越来越多，也觉得跟朋友越来越疏离。

　　香农也注意到，原本自己平常晚上只喝一杯卡本内葡萄酒，最近却频繁地喝到三杯。工作顺利的时候，她会觉得一切都在掌握之中。但是当工作不顺利时，她就会对助理大发雷霆。香农越来越常带着无比沉重、疲惫不堪的心情回家，因此，她开始吞下比平常要多一些的阿普唑仑，多数晚上也需要吃唑吡坦才能入睡。

在饮酒、自我药疗还有焦虑的背后，香农的根本问题其实是：孤独。她的家人都不在身边，而且自从有过一次不好的经历之后，香农就痛恨被设局相亲，也发誓再也不要网络交友了。

"麦克医师，我这阵子真是觉得'受够了'。连小事都会让我抓狂。我对着我的经理咆哮，只因为他向我汇报了一些不怎么重要的事情。我之前有一大堆朋友，可是他们现在都已婚有小孩了。我是否该在拥有事业或人生之间选择一个？这是我最近的感受。虽然很糟糕但我必须承认，我只要在脸书上看到一张可爱的婴儿照片，感觉就要崩溃了。"

听完她说的这些话之后，我对她说了一句十分简短的话："香农，你听起来很寂寞。"

她听到这句话就哭了起来。

我继续说着："但我相信，你的愤怒与伤心正在诉说，你必须改变生活中的一些事。"

"我知道。"香农回应，那声音完全不像她往常坚定自信的口吻。

"我打赌你一定很少让人看见你柔软又脆弱的一面，就像我现在看到的。而且我想，这可能也是其中之一的问题。"

"有可能。"她说，"但我应该怎么做？哭泣又不能改变任何事。"

"你说得对。所以，你的第一步便是做你刚才做的：承认到底是什么让你如此地'受够了'，也就是承认你很寂寞。与其自我药疗或远离朋友，不如我们一起找出你在生活中需要改变的事情比较有帮助。现在，你把所有的蛋都放在'工作'篮里，就难怪工作上的一点小事就会让你抓狂，因为当某件事是你所拥有的全部，你确实会需要那件事是顺顺利利的。"

在我与香农一起处理这些事情的过程中，我协助她检视她目前的人际关系，同时开发新的人际关系。我开了一帖有助于改变生活的神奇疗方给她：交流。我们开始一步一步地改变她的生活，从简易的方向开始，像是拿起电话拨给某个友人相约共进晚餐。不花那么多钱去买一双要价500美元的新鞋，而是砸钱为朋友们办一场晚宴。几个月之后，香农便与她在朋友小孩的派对上（这完全是之前会令她烦闷不开心的那种情境）遇到的男性约会了。

当香农开始改变她的行为模式，转换事务的优先级后，她的想法与感觉也跟着改变了。她开始觉得比之前更幸福，也跟身边的人有着更多的交流，甚至让她想要更频繁地与他们联系，且更积极地与亲友、家人联络，同时也交了一票新朋友。大约一年后，还跟她在网络上认识的男子订婚了。

香农不需要辞掉工作，也不需要在"担任女实业家"与"拥有亲密的人际关系"之间做选择。我重点是要告诉你：如果你全都想要，你确实可以拥有全部。那只需要一点点刻意的努力、一点点信心，还有改变的意愿，如此一来，你便能建立起生活上的平衡。

陌生地区的陌生人

现今的趋势让越来越多的人往孤独的风险靠近。无论何时，只要在洛杉矶遇到新的面孔，我总是不可避免地要问问他们打哪来——而我也无法不去在意，自己得到的响应几乎永远不会是洛杉矶。几乎就像所有人都在最近从别的城市搬到这里来似的。而这样远距离移动的情形正在世界各地出现。

在几个世代以前，许多人会一直待在某家公司，把那里当成全部的事业。现在人就很少这样了，而且全球化经济常让人需要考虑获得下一份升迁的地点，抑或有工作机会的地点，然后在地区上做出选择。邻居互不相识、彼此不交谈，甚至也没有眼神接触的情形如今是很普遍的事。不少人在脸书上拥有上千个朋友，但其中有深厚情谊且见过面的，却少之又少。

根据美国人口普查（U.S. Census Bureau）资料显示，独自居住的美国人口数从 1970 年至今已增长三倍，结婚夫妇与孩子同住的家庭数量也已减半。现在的人都晚婚，能像过去世代维持着长久的婚姻，也比较少了。但现在人比较长寿，代表丧偶的男性和女性的数量都增加了，且据研究显示，这样的人对于再婚大多都没有兴趣。

生活在乡下城镇的人们，其儿女与孙辈可能都已离开身边，搬到大都市地区，因为都市有许多社会趋势所带来的益处，比如更多更好的就业机会；但同时也带来了更多的孤独感，这种感觉所带来的破坏力之强大，已超出许多人所意识到的程度。

孤独与抑郁症之间的联结是会相互影响的。已有证据显示，孤独攸关许多抑郁症状的发生。（注1）而且抑郁的人更可能孤立自己，于是又导致更多的孤独感——这两者之间是以恶性循环的方式在相互强化着。

矛盾的是，有越来越多美国人在感到孤单的时候，仍选择服用抗抑郁药治疗，而这更可能让问题恶化。2009 年，有研究针对 5- 羟色胺选择性重摄取抑制剂类抗抑郁药，检视其与"情感迟钝"之间的关系。（注2）发现大多数的受试者都表示有感觉乏味、麻木或漠然的情况，受试者的正向情绪大致上是减少的，而该情况则被归因于服用抗抑郁药的后果。不过，最惊人的发现，是这样的迟钝会影响受试者与他人之间的交流能力。他们之中有许多人对于出现在自己生活里的人漠不关心，包括心爱的人、儿女、家人以及朋友。

我说过，5- 羟色胺选择性重摄取抑制剂在临床上对治疗可能危及性命的抑郁症方面有其必要性，但更多的情况是，这种治疗所带来的伤害可能会比好处更多。如果你的问题源头只是需要找个人来谈场恋爱，那么服药就不会有任何帮助。某个著名的研究人员在进行研究时，使用大脑扫描来观察人类大脑里的恋爱进展程度，该研究人员表示 5- 羟色胺选择性重摄取抑制剂，有抑制人们坠入爱河的可能性。当人开始谈恋爱，多巴胺会骤增而血清素会减少。因此，你会感觉兴奋、兴致勃勃……也会对你恋爱的对象感到焦虑不安及着迷，这些都有助于巩固双方之间的情感关系。你们会整晚不睡地大聊人生，无时无刻都想要有肢体的接触。但当 5- 羟色胺选择性重摄取抑制剂抑制血清素减少时，你可能就不会对恋爱产生如此着迷的程度。潜藏的激情大概就会葬送在更多的"可有可无"手中。

孤独感与焦虑感同样也是密切相关的，因为感知到孤立会让你我将世界看得更危险。[注3] 而这种扭曲的观点，可能会使我们体验到的一切都被所谓"我不好"或"我很不安"的念头侵蚀。这会让你连在日常的活动里都处于过度警觉的状态，导致血清素缺乏以及压力激素升高。这样的神经状态又会让人想进行自我药疗，例如，来颗阿普唑仑，或喝上三杯葡萄酒，但这并非长久之计。拿起电话，打给老友约吃顿晚餐或看场电影反而更有疗愈。

建立人际关系

孤独与抑郁症之间的关系也许不会让你太意外，那对孤独与死亡率的关联性你会作何想法？检阅 148 份参与者超过 30 万人的研究之后，结果显示极度孤独确实可能比吸烟更致命，其致死率也是肥胖症的两倍。在这份分析当中，有较稳定的社会人际关系可增加 50% 的存活率。[注4] 这就是社会联结被视为"行为疫苗（behavioral vaccine）"的原因。[注5]

这个经验指出，人类天生需要感受支持、与他人交流以及被爱。这不光是指心理需求，因为心理需求会影响生理健康，反之亦然。如果我们能在香烟外盒印上外科医生的警告，或许我们也该在公共广告传播打出这样的讯息："喂，又一个窝在沙发上吃外卖配电视的你，打个电话给谁吧，搞点计划也好，参加社团也好。总是一个人对健康来说是个大危机啊！"

难怪结婚会是改善感受的最佳预测指标之一，因为那能保证我们在下班回到家之后，或在压力特别大的情况下，都不会形只影单。根据全国意见调查中心针对四万人民做的调查（National Opinion Research Center's General Social Survey），已婚人士大约有 40% 的人将自己的状态评为"非常快乐"，相较之下，未婚、分手或是离婚的人，则只有 20% 的人这么认为。

但别这样就急着随便找个人结婚，因为在婚姻里过得不愉快的人，本身也不会愉快，而在那样的情况下还自评为"很快乐"的人也有 3%。但我们仍应追求与自己尊敬且仰慕的人缔结健康的婚姻关系，因为将自己的婚姻状态评价为"非常幸福"的已婚者，在生活中也会过得超级快乐。[注6]

除了人与人之间的关系之外，频繁地表达爱也能帮助人们感觉更愉悦、更长寿。在一项长期研究中，一周至少有两次性生活的男性，比起那些较少性爱的人，更不容易死于心脏病发作。[注7]难道常与伴侣性爱是有效的心脏疾病预防策略吗？好一个如意算盘：既不用花钱，又没有副作用，比起再吞一颗药丸还要来得更叫人感到愉悦（而提到药丸与性爱之间的关系，5-羟色胺选择性重摄取抑制剂之类用药，最普遍的一项副作用，便是会引起性功能障碍。在某项研究里，有 83% 的患者表示有此经验——而那当然是一种会抑制情欲与亲密感的状态）。[注8]

不管你是否结婚，发展关系、寻求支持和陪伴，无疑都是改善思绪与感受不容置疑的方式。而且无论你几岁，已婚、单身，或有约会对象，你永远有机会与他人接触。你或许没办法掌控与此生之爱相遇的时间与地点，不过，你能选择要不要接受晚餐邀约，要不要建立在线交友用的个人简介，要不要答应联谊，要不要打通电话给你最好的朋友或妈妈，或要不要领养一只获救的动物。而不管你是跟心爱的人依偎在一起、亲喂孩子也好，或只是揉揉费多（Fido）（宠物）的肚子，一种来自拥抱与接触、名为"催产素（Oxytocin）"的神经递质就会分泌。

此外，与他人交流的方式也很重要。就像面面俱到的退休投资组合一样，你应该综合恋爱、友谊，还有家庭，来多样化自己的人际关系。而且无论情况再怎么诱人、再怎么容易，千万别将所有的蛋放在同一个篮子里。在自己的另一半和其他人际关系之间取得平衡是非常重要的事。

因文化的刻板印象上，女性对浪漫爱情渴望的程度可能比男性来得大，但事实似乎是男性比女性更需要浪漫的爱情。丧偶的女性比男性更能活出精彩人生，理由很简单，因为女性比较擅长同时维系婚姻与深厚的友谊。

当人们遭遇丧偶之后，只要能与他人保持联系，那么再婚与否都会是妥适的选项。而好消息是，人们随着年纪增长（较有可能失去另外一半），更容易与邻居、志愿者有社交互动。[注9] 在此重申，这不是在声明共同居住的必要性，而是在提醒你要与身旁的人保持联系。此外，重点应该放在人际关系的量与质，而且质比量更重要。[注10]

提到人际关系的量与质，你可能注意到了自己会随着年纪渐长而"精简"朋友的数量。身为拥有全职工作的 40 岁男性，生活可能会比中学生的时候忙碌，因此不会有那么多的时间可以留给朋友。

比起朋友数更重要的，是你拥有的挚友有多少。挚友就是，你能倾诉所有的对象。研究显示，多数美国人在朋友群里的挚友人数大约是三人。难怪一些具有代表性戏剧的演员阵容，都以四个知心朋友作为主要描写。《欲望城市》（Sex and the City）里的凯莉（Carrie）有萨曼莎（Samantha）、夏洛特（Charlotte）跟米兰达（Miranda）这几个好友；《明星伙伴》（Entourage）里，文森特·钱斯（Vincent Chase）的好友有艾瑞克·墨菲（Eric Murphy）、强尼·加马（Johnny Drama），还有特托（Turtle）；而《黄金女郎》（The Golden Girls）中，桃乐丝（Dorothy）、布兰奇（Blanche）、妈妈以及罗斯（Rose）彼此都拥有很好的情谊。

不过可能会需要有人去通知一下好莱坞的电视编剧们，他们应该减少这些剧本里主要角色的数量，因为有研究显示，挚友的平均数量，已从 20 世纪 80 年代的 3 人左右，降到 21 世纪 00 年代的 2 人。此外，四个美国人当中则大约有一人没有所谓的挚友。(注11)

这样的情况也同样发生在我们所处的虚拟世界里。2009 年有调查揭示，大概只有一半的脸书使用者会删除好友来"精简"朋友数量。到了2012 年，这样做的人多达三分之二。我们似乎都本能地发现，即使是在线的互动关系，质量还是胜于数量。

在挤满人的房间，或是在脸书上拥有千来个"好友"却感到孤单，比起待在房里感受自己独自一人更糟。社交媒体原本应该是要让人更容易与朋友保持联络、加强彼此联系的，但 2013 年的研究却发现，浏览脸书实际上会让人感觉更不好。(注12)我们是否已到了让社交媒体隔绝我们感受与他人之间联结的临界点？我们是否更常待在家里浏览脸书，而不是跟人一起外出加强彼此之间的联系？

真实的生活、现实中存在的人际关系，对我们的情绪健康以及大脑来说都非常重要。一份受试者超过 800 位老年人为期多年的研究显示，孤独除了会引起认知衰退之外，还会加倍罹患阿尔茨海默病的风险。(注13)感觉与他人有所联结，有助于你在时光推移之间维持智力。一份非凡的研究花费了 70 年的时间追踪将近 500 人，检测同一批受试者在 11 岁与

79 岁时的智商（IQ），结果显示，拥有深厚的社交网络并且感觉受到支持，有助于维持这么多年来的认知功能以及智力水平。[注14]

为了获得这些好处（并且开始拥有更棒的社交生活），我们会参与在七天能量革命里所提到的活动，来促进你的社交联结及神经发生。开拓与挑战你的脑袋也意味着建立新的社交网络，走出家门保持活跃与活动性。另外，更重要的是，有归属感、参与感和生活目标会充盈你的人生。

建立联结

尝试以下这些简单的建议，活出不孤寂、更充实的人生：

- 邀请你心中特别的那个人跟你约会。如果你心中没有这样的人（只是目前还没有），就告诉朋友们说你准备好要联谊了，要不就下定决心，弄个在线交友档案吧。
- 当那个让夜晚性感起来的人。
- 打电话给某个人就说一句："我爱你。"
- 担任儿童运动队伍的教练，即使你自己没有小孩！
- 拥抱你的另一半或宠物。
- 主办一场晚餐派对。
- 加入免付费群组，从健行群组到各种让你能认识新朋友的社群组织都有。
- 跟你从中学或大学到现在最好的朋友一起规划假期活动。
- 参加舞蹈课。

CHAPTER

13

精神层面的渴求

Spiritual Starvation

约翰是个很成功而且看起来也很快乐的经商者，育有两名小孩。表面上，约翰的人生所拥有的一切都显得非常卓越：他的收入有六位数，疼爱家人与朋友，健康状况也很好。那为什么他还要来找我进行治疗呢？

约翰告诉我，尽管他认为自己很快乐，但却始终意识到自己的生命缺乏了些什么。他拥有想要的一切，但为何偶尔会感到空虚？

在与约翰对谈的过程中，可以看出除了热情之外，他还是个拥有强烈逻辑性的人。约翰是个思考者，而非感知者，他只相信能够以科学验证的事物。

约翰认为这样的思考模式既合情又合理。但我仍相信逻辑与感性、科学与灵性之间有着同时存在的可能性，而我亦试图向约翰证明，同时也观察，对约翰灌输精神层面的渴求是否能够改善他太过充实、井然有序的生活。

约翰从我给他的简易12分钟冥想练习着手，并且花更多时间接触大自然，一面进行静心步行冥想，关掉手机，仅仅去感受自己的"存在"——这是他那线性式、目的导向的"实作"思维模式所不习惯的状态。仅仅是跟家人共同度过沉静的一小时，远离手机与干扰，本身就是一种恬静。

在我们一起进行的长期疗程结束之后，约翰还继续着自己的灵性之旅。虽然不是很确定自己相信什么，不过他现在正投入探索，也感觉更满足。

心灵科学

当你通过大脑扫描来观察冥想的影响时，你就会明白精神实践对你我来说如此重要的原因。我们拥有地球上进化程度最高的大脑，因此我们有责任特别照顾好大脑。多数动物无法活得跟人类一样久，它们也不会罹患阿尔茨海默病或是遭遇心灵危机。不论是好是坏，大脑都让我们与众不同。

曾有人说，如果灵魂居住在大脑的某个区域里，那个区域一定是前额叶，那是让我们跟动物有着最大差异的大脑区域。前额叶是"人类"最特别的大脑区域之一，其牵涉到我们与他人联结以及长期规划的功能（有别于其他有关回馈与短暂欢愉感较原始的大脑区域）。此外，出乎意料的是，前额叶是能够通过精神实践来锻炼，甚至达到物理性增厚（physically thickened）。

前额叶活跃与好心情有着关联性。若前额叶不活跃，则可能导致抑郁症、焦虑、成瘾性。精神实践也能为其他大脑区域带来正面影响，像是增进前扣带回（anterior cingulate）的活跃性，那可以使人更具同情心。

冥想也可以降低顶叶（parietal lobe）的活动，这样的变化会打破人们感受自己、宇宙、自然之间的界线——这里谈的是消除压力喔！而这个生理机制也能解释为什么冥想和音乐能触发人们体内的合一感：只要在房里或沙滩上安静坐着，并感受与所有人之间的联系情形，就可以了。

行动计划

以下列出一些针对你所能执行以参与心灵事务的方法：

开发不同的心灵道路。 买些你会有兴趣、与心灵传统有关的书籍。努力找出一到两堂可以改善你生活的课程。开始一段旅程，拥抱那些对你来说效用最好的信念。

多冥想。 即便你认为自己不是个虔诚的人，你还是可以通过参加非宗教式的精神实践来获得更好的思绪与感受。很多针对冥想的研究聚焦在维持长时间冥想的人身上，像是几十年来每天都能持续冥想好几小时的僧侣与修女。不过最棒的消息是：你不用搬去静修院或将人生全数投入在心灵的觉悟上才能有所收益。有许多效益只要进行一天12分钟的练习就能变得清晰可见！而且这些变化只要几星期就能表现出来，不需要等上几十年。

备受赞誉的神经学家安德鲁·纽伯格博士（Dr. Andrew Newberg），针对丧失记忆的受试者进行研究，在受试者参与每日12分钟冥想练习之后，其大脑扫描显示前额叶的活动增加了，同时流向大脑的血液也增多。即使这样的冥想对这些受试者而言并不带有任何宗教意义，但他们的大脑也显示出顶叶的活动减少，因而带来和宇宙合二为一、与自然融为一体、天人合一的感受——看来每天投入12分钟还真不错！受试者的记忆力平均也改善了10%～20%，有些人甚至进步到接近50%。[注1]

冥想以及其他正念训练能够大幅改善身体与精神上的疾病。比如与注意缺陷多动症、成瘾性、抑郁症、焦虑、癌症、心脏病、人类免疫缺陷病毒，还有失眠有关的症状。所以，在决定吞下像苯丙胺或利他能（Ritalin）之类的兴奋剂，来治疗注意缺陷多动症之前，先参加正念冥想课程吧，已有研究显示这样的课程非常有效。^{（注2）}或试试看开始于第204页的七天心灵革命里，我所介绍的快速又方便的技巧，那当中有一些冥想方式是采用自乔•卡巴金博士（Dr. Jon Kabat-Zinn）的正念减压课程（MBSR）。正念减压课程而后又被采用作为有效的抑郁症疗法——正念认知疗法（MBCT）里。

探索伟大的户外活动。另一个培养和宇宙合二为一的方式便是花更多时间与大自然相处。当我们选择待在电视、电脑还有手机前进行多任务处理，而不是在森林里漫步时，我们便是在磨损自己能维持专注的时间，而且还会更容易引发失眠、焦虑，以及其他神经系统疾病。想想看那些每天只用15～25分钟在户外游戏、运动的孩子，却花上超过七又二分之一小时待在像电视、手机、电脑之类的媒体前。那些家里没电脑的孩子会花更多时间待在户外活动这件事，绝对不会是巧合。^{（注3）}

若能从那些干扰我们的叮咚声、哨音脱离，我们便更能欣赏大自然的美丽、安详与平静，而且维持专注的时间也可能因此增加。有研究发现仅仅只是看着自然景色的幻灯片，受试者的注意力便获得改善。^{（注4）}照片都这么有效了，想想接触真实的自然可达到怎样的程度！

当我们自认为多任务处理能让我们完成更多事的时候，其实只是在浪费时间罢了，也会因为将午餐时间花在小隔间里继续工作，而阻隔了我们的最佳表现。有研究显示，浸润在大自然后（在那当中也要与科技断开联结），受试者在解决创意问题的任务上获得了50%的进展。^{（注5）}

放下你的手机，转身去了解你身边的世界，你可能会惊讶自己人生以及观点的改变。

现在，你可能跃跃欲试地想采纳看看这里所列出的信息，以及其运用在自己的生活中到底有多容易。在告诉你怎么做之前，我想先聊聊你会注意到自己大脑骤然变化的两个特殊阶段：怀孕期间以及老年。如果你不需要习知关于妈妈脑或短暂失忆的信息，可以直接翻到第 158 页开始阅读。

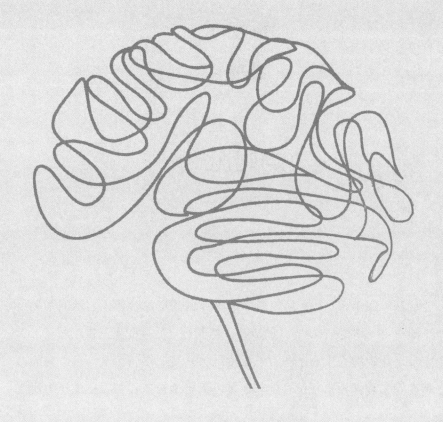

PART 5

特殊病例的特殊照顾

Special Care for Special Cases

妈妈脑
Mommy Brain

劳瑞莎（Larissa）是一家知名律师事务所的资深合伙人。她的辛勤工作让她在 45 岁时就取得非凡的成就，然而她之后接受人工授精所产下的小宝宝却让她的人生有了一百八十度的大转变。尽管劳瑞莎已经有能力去聘雇管家和保姆来帮忙，她却还是一而再地被工作与家庭的压力所击倒。

当劳瑞莎第一次来见我时，她哽咽地问："理论上，我已经拥有一切我想要的了，宝宝、工作、经济独立……但为什么我却还是不快乐呢？"

"我忘了所有的事情，虽然这对总是忙碌的我来说，似乎不是什么值得大惊小怪的事。但是这一切会好转吗？还是我得永远承受这些压力呢？我每一分钟都在忙，但大部分时间我却觉得我的脑好像根本没在转动。有一次我几乎要犯下一个让我的客户损失数十万美元的滔天大错。上个礼拜我到卖场去买尿布却忘了付钱就走了。"她摇着头，眼泪从脸颊开始滑落。

她说："有一半的时间我觉得自己好像是用全速在前进，但另一半的时间却又像在梦游——我的大脑就像一块奶酪一样漏洞百出。工作时，我对自己没有花太多时间陪儿子而感到罪恶。但当我跟儿子相处时，却无法不去想那些必须处理的工作。我以为一个小宝宝可以完整我的生命，但现在却反而让我迷失了。"

她拿面纸擦干眼泪并深吸了一口气。她说："我从来没有像现在这样过，"并试着让自己冷静下来，"我到底怎么了？"

重新排列事情的轻重缓急

劳瑞莎正经历一种名为"妈妈脑"的典型症状。这位新妈妈每天照顾宝宝，早已忘了上次睡个好觉是什么时候了。情绪不稳的状况使她前一分钟欣喜若狂，但下一分钟就郁闷不已。她变得健忘且担心她的记忆力已经大不如前了。

某项研究已经由实验证实：超过 80% 的孕妇在怀孕期间有记忆受损的情形。[注1] 研究表明其语言学习会随着大脑处理速度变慢而显得困难。[注2] 劳瑞莎跟大多数人一样，其实并不是一个特例。

然而，母爱并不会伤害大脑，它只是稍微重新排列事情的轻重缓急而已。这种被称为"妈妈脑"的现象其实是促进大脑的部分区域运作，同时将其他区域活动暂时置于次要。从进化的角度来看，表示一位新手母亲已经成为保护新生儿并与其建立亲密关系的主要照护者了。[注3]

就某种角度而言，妈妈脑导致的认知技能和言语记忆上的缺陷是有其意义的。一个新生儿正处于身体和心理发展的关键时期。母子的依赖关系创造出一种深厚的亲密关系，使母亲适应孩子的每一种情感和欲望，包括他独特的哭泣声，甚至特殊的气味。她也变得更加能察觉到可能威胁孩子的危险情况。因此，一个新手母亲的大脑可能会转换成能适应这些新感知的状态。认知技能和言语记忆也会变得不如保护新生儿那么重要。

行动计划

学会享受成为新父母的快乐。玩躲猫猫或许看起来不如一场大规模集体诉讼那样刺激，但实际上这的确是更为重要的事。培养一颗感恩的心将会帮助你发现身为父母的许多快乐，而你会与生命中最珍贵的小生命建立亲密关系。你也能借此不断强化预防抑郁和焦虑的大脑区域。

实践抗炎饮食。在妇女产后所发生的自然炎症反应是身体在产后预防感染的一种方法。这意味着除了激素失调之外，新妈妈还可能罹患高水平炎症，而这两者都可能导致抑郁症。不用担心，在七天情绪革命中，你会将促炎饮食改成抗炎饮食。

增加摄取大多存在于海鲜的 ω-3 脂肪酸：EPA（二十碳五烯酸）和 DHA（二十二碳六烯酸）。与认知功能有关的 DHA 对婴儿发育中的大脑来说是不可少的，这就是为什么一个孕妇的身体会传递这么多的 DHA 给胎儿。可惜的是，尽管她们真的应该多摄取海鲜，并且避免摄取含毒量高的鱼类，如金枪鱼和箭鱼，但许多孕妇的饮食中却把海鲜排除在外。某项研究显示，女性在怀孕期间的海鲜摄取量不足，很可能会让孩子拥有较低的语文智商（verbal IQ），其交际能力和运动能力也会比较差。^{（注4）}

此外，不仅是你那正在成长的孩子需要 ω-3 脂肪酸，你也同样需要！如果母亲的角色已经耗尽你的 ω-3 脂肪酸储量，你的认知表现和心情可能就会有所影响。因此，通过第 41 页所推荐食用的新鲜鱼类，尽力去摄取足够的 ω-3 脂肪酸吧。经研究发现，摄取越多海鲜，母奶里的 DHA 含量就会越高，所以可以降低患产后抑郁症的风险（素食者可以补

充藻类萃取的 DHA 营养补充剂以及第 169 页所提供的 ω-3 脂肪酸超级
食物)。^{（注5）}

食用新鲜的海鲜也能提供给你预防抑郁和减少焦虑的 ω-3 脂肪酸，
这对新手妈妈来说至关重要。你无法阻止你的雌性激素水平在怀孕期间
暴涨，并在产后骤然下跌，但是摄取足够的 ω-3 脂肪酸或许能在如此动
荡的生命阶段中保护你不受心情抑郁与焦虑的影响（我发誓这一切很快
就会过去)。

专家意见

如果你是一个真正经历产后抑郁症的女性，你应该立即与你的医生
咨询其他治疗方案。产后时期是女性最容易抑郁的时期。你必须了解这不
是因为你不爱你的孩子，这是一种生物学原理，是一种暂时性且可治愈的
状态。

对抗对垃圾食物的渴望。成为新手妈妈所伴随而来的压力与睡眠剥
夺会使你对一些加工的碳水化合物上瘾，我们都知道它们可以释放出一
阵舒缓的血清素。然而，要小心这种短暂的舒缓其实会使妈妈脑的症状
更为严重，因为血糖飙升会混乱你的记忆力与认知能力。相反地，尝试
让你的饮食多一些健康的碳水化合物，它能提供给你大脑所需，例如，
膳食纤维可以维持饱足感，另外摄取如色氨酸这类氨基酸能自然地协助
生成血清素，而不是过度地揠苗助长。配合这些含有健康、高蛋白的
ω-3 脂肪酸食物和大量的蔬菜将会使你饱足且快乐，并且更有能力去面
对身为母亲所不可避免的压力。

使你的认知能力更敏锐。七天能量革命的方式将会提供一些综合大
脑训练、运动与其他能促进神经发生的方法给有记忆困扰的新手妈妈。

我的计划将使你持续活跃于职场并成为一名称职的母亲。在此提供另一个简单的实践方案：多依赖你的电子日历或书面的待办工作清单。

变得更有警觉性。在七天心灵革命方案中所体验的心灵守则和冥想练习将有助于强化你的前额叶皮层，这攸关你是否能感到平静，以及促进交流能力并使心情沉着冷静。你在未来几年之中会尽可能地渴求平静——某项研究指出父母所承受的日常压力会比非父母者还要大。但是这个消息其实并非那么残忍，因为同项研究也发现：父母能比非父母者经历更多的日常欢乐。^{（注6）}事实上，另一项针对上万名父母、非父母者、单身者、同居者、已婚者所进行的调查发现：妈妈们会比其他群体更乐于生活之中。

专注力练习（mindfulness exercises）也能在经历身为父母所不可避免的低潮时，帮助你阻止自己想要诅咒别人或摔东西的冲动。强壮的前额叶皮层能带给你安宁，并帮助你度过与孩子相处时的最艰难时刻。鉴于有许多妈妈在生活上总是一心多用，这些正念原则（mindfulness principles）对于妈妈们而言也是相当重要的。当然，妈妈们有时候确实需要一心多用，但是当我们了解第11章所述之"数位分心（digital distraction）"之后，就会知道一心多用其实并非那么省时。因此，不论何时，你都要试着去实践我在第三周所带入的专注力练习，这将能帮助你一次做好一件事情（只能做一件事情）。

能睡的时候就睡。新手妈妈要特别重视第10章所提供的睡眠原则（当然这是很容易维持的）。许多新手妈妈的记忆问题可能与睡眠有关。谁会觉得每晚只睡4小时就够了呢？晚上不管几点（就算才晚上八点而已），能睡就睡吧，另外也可以在下午睡个午觉来补眠。现在你已经知道睡眠对于情绪与记忆有多么重要了，所以应该不会不好意思跟家人商量晚上轮流照顾小孩。如果你不是独自一人抚养的话，不妨与家人交替轮班照顾小孩，让你们都能在休息日时睡个好觉，而不是两个人每晚都只能获得少得可怜的睡眠时间。

另一个小技巧是置换节能灯泡来阻断房间里的蓝光，借以维持良好的昼夜节律。此外，使用备有调节器的白炽灯泡或夜灯也能帮助你在深夜起床照顾小孩后还能睡得着。

步骤 8：请牢记这一切都只是暂时而已！ 对于这段时间中的所有苦难和压力，这些时光都将会在不知不觉之中落幕。尽管你可能会感到疲于奔命，但你也会逐渐成为一位与孩子更亲密、更有同理心的父母。按照我 21 天课程中的原则，你就能解决你可能遇到的许多暂时性问题。

CHAPTER

15

衰老的时刻

Senior Moments

　　瓦德（Ward）70 岁左右，是一位拥有宽阔肩膀、热情的男人，当他走进我的办公室时整个人显得很焦虑。他是一位退役军人，有着一副大嗓门以及精确明白的说话方式。当他叙述一些他"没有达到标准"的事情时显得特别焦躁：某一天他无法记住老同事的名字；某一个晚上他忘记把车停在哪儿。他越来越无法找到精准的词汇。

　　在他 60 多岁时，他总是认为自己仍像周围 30 多岁的同事一样精神奕奕。然而在他退休后，情况却很快大不如前。他一直试着要做许多填字游戏来让自己恢复以往，但结果似乎毫无帮助。一位神经科医师对瓦德进行一些检查并确定他正处于一种衰老导致的认知衰退，那位医师说他对此无能为力。瓦德最担心的是自己会罹患阿尔茨海默病，医师告诉他：在 65 岁及以上的人之中有八分之一，在 85 岁以上的人之中则有一半以上会罹患此病。

　　瓦德让自己活得像是一个"战胜困难"的人。他在拖车里出生，高中时曾经做过两份不同的工作，补贴家计并筹措自己的大学学费，他是全家族里第一个上大学的人。他并不是那种老了就躺着不动的人。

"我四个祖父母都活到 90 多岁，而且他们的思维依然清晰敏捷！但是我才 72 岁就已经不行了。"瓦德说，"快救救我吧，医生。"

我很快向瓦德保证，虽然他越来越老，但他仍未失去他的能力，也不需要就此臣服于"衰老的时刻"。事实上，全新的研究表明记忆丧失是可能治愈的。正确的饮食和运动可以清除脑雾、促进神经再生并让大脑在面对新挑战时能够发育及改变，让原本的生活变得更美好。

给瓦德进行 "N-Back" 的简单的记忆游戏，并在他的日常饮食中添加一种廉价的香料，或是让他学会一些新技巧，都能提供给他的大脑发育、成长和锐化的机会。

何谓轻度认知损害，以及你该怎么面对它

从 20 世纪 90 年代末开始，轻度认知损害（mild cognitive impairment）一词不断涌现于医学期刊和杂志文章。在 2013 年，美国精神医学学会所出版的《精神疾病诊断与统计手册》第五版（DSM-5）将轻度神经认知障碍增加至官方的诊断名单。

所有相关的术语名词——年龄相关记忆障碍、主观认知损害，或是我个人最喜欢的"衰老的时刻"都被视为在正常功能和阿尔茨海默病或痴呆之间的灰色地带。然而，这些建议不仅适用于 65 岁以上的群体。你必须提早开始照顾你的大脑。研究显示在你步入 40 岁之后，大脑运作就会开始明显地减慢，尤其是当你选择置之不理之后。一项在十年内测试了 7000 多人的研究发现，除了词汇能力以外，所有认知技能的数据都下降了。[注1] 如果你能提早在日常生活中努力锻炼你的认知技能，这对几十年后的你将会有所帮助。[注2] 伴随着婴儿潮一代的人逐渐老化，而

我们的寿命逐渐增长（并随着我们吃更多的加工碳水化合物，活动变少，体重越来越重），轻度认知损害似乎已经越来越常见了。

有高达 17% 的 65 岁以上的人可能有某种形式的轻度认知损害，但那究竟是什么呢？[注3] 轻度认知损害会使以下情形变得困难：

- 记住名字
- 寻找正确的字眼
- 记住物品所在的位置
- 专注力

这些症状或许乍看之下似乎不是那么严重，所以当你到了一定年纪之后，出现一些类似的症状时，你或许会觉得："好像没那么严重。就算是，好像也无能为力。"

这是非常错误的想法。每年有 6% ～ 15% 的符合轻度认知损害标准的患者被诊断为痴呆。十年后，有高达 80% 的人会罹患阿尔茨海默病或死亡。

而且，我们都知道阿尔茨海默病是一种难以治疗、需要花费巨额医疗费并且会使你情绪崩溃的疾病，它已是美国第六大死亡原因。在 2013 年，来自《神经病学杂志》（journal Neurology）的新报告警告：到 2050 年，美国罹患阿尔茨海默病的人数将从目前的 500 万增加到将近 1400 万。

也就是说，如果你被诊断为轻度认知损害，并不意味着你就会罹患阿尔茨海默病，但反过来想，你可以把这当成一个转守为攻的契机。有许多方法可以让你预防甚至阻止老化所致的认知功能衰退。如果你的记忆力持续在运作，你就能努力去让它复原。

大脑有一个攸关学习和记忆的部位，名为海马，它特别容易老化，如此便会逐渐影响关键蛋白质 RbAp48 的生成。有项研究，当抑制年幼白鼠脑中的 RbAp48 蛋白质生成时，就会使它们在迷宫里迷路。然而，当科学家为年纪大的白鼠增加此种蛋白质时，它们的记忆力和认知表现就会接近于年幼白鼠。[注4] 这是一件鼓舞人心的事！

虽然目前无法将这种蛋白质直接注入我们的大脑，但我们仍然可以采用促进神经再生方案来维持海马的健康度，甚至可能恢复年轻。

那只年老却表现出年轻特质的白鼠已经证实了衰老所致的记忆力丧失和阿尔茨海默病是两个不同的疾病。一般衰老所致的能力衰退会归咎于海马，但阿尔茨海默病则要归咎于脑中一个名为内嗅皮层（entorhinal cortex）的部位。

虽然"衰老的时刻"和阿尔茨海默病是不同的疾病，但是你仍可以减缓两者恶化的程度，甚至预防两者的发生。仅有极少数的阿尔茨海默病（仅约 10%）是遗传性的。

照顾你日渐衰老的大脑

在这里我们要针对大脑两个主要的结构——海马和前额叶，来说明它们都与学习、短期和长期记忆有关。当我们强化这两个区域时，我们就能与阿尔茨海默病进行长期抗战。

海马是脑中神经发生的主要部位，这意味着我们可以通过七天能量革命来生成新的脑细胞。我们也可以通过七天心灵革命中的冥想练习来增加前额叶的厚度（这是特别重要的环节，因为前额叶皮层在中年时期开始收缩，同时会流失多巴胺）。

行动计划

活到老学到老。保持大脑敏锐的最可靠方法就是把学习当成终生志业。在你年轻的时候要学习，而当你已经完成学业并进入职场之后，更要持续学习。学习对于年纪逐渐增长的你，甚至是已经退休的你来说，尤其重要。

学习是保护大脑免于认知能力衰退和衰老最好的方法之一。这也是为什么有更高的教育水平的人会比较少出现"衰老的时刻"，而只说一种语言的人会比双语使用者提早四年出现痴呆的症状。[注5]学习同时也会增加你的认知存量（cognitive reserve），能建立并连接你大脑的神经元。你拥有的越多，你能使用的存量就越多。除了通过一天睡足八小时来预防阿尔茨海默病所生成的斑块之外，经由学习来增加认知存量也能在斑块生成之后维持大脑功能良好。无论我们的教育水平或遗传基因如何，我们都有能力促进更多的神经元生成和连接。因此，当你放下本书时，就可以立即去报名各种你喜欢的课程，或者去逛逛图书馆，在网络上下载讲座课程，或是学习天文、园艺等任何能引起你兴趣的事情。

乐在其中。除了学习之外，定时从事休闲活动也有助于刺激你的大脑。一项知名的研究调查近五百名老年人，并检查其休闲活动与认知功能衰退之间的关系。阅读、下棋、演奏乐器与跳舞都能降低受试者认知功能衰退的风险。[注6]另一项研究也发现旅行、园艺和针织手工对大脑也有保护的作用。[注7]而且，阅读和下棋等活动也已被证实能预防阿尔茨海默病。但值得注意的是，有一个活动会明显增高认知功能衰退的风险：看电视。阅读会降低认知障碍风险约5%，看电视则会提升20%的风险！[注8]因此，如果你想降低认知障碍的风险，就要开始少看电视，做更多的园艺、打牌或旅行。

动起来。 运动是另一项有趣的活动，可以保护你的大脑免于认知能力衰退。有氧运动已经证实能促进海马的神经发生。（注9）光是每天走路的简单行为就可能使患痴呆的风险降低一半。（注10）

另一项研究发现针对老年人进行有氧运动有助增加与认知能力相关大脑区域的脑容量。（注11）还有一项研究发现人走路走得越多，脑容量就会越大（有助降低患轻度认知损害的风险）。（注12）

运动很重要，因为可以消除腹部脂肪，腹部赘肉太多对于大脑而言并非好事。在某项研究中证明，拥有较多腹部脂肪的人罹患痴呆的概率高出常人的三倍。即便是那些腹部没有过多脂肪的人，如果体重过重的话，患痴呆的风险仍会上升至80%。（注13）

运动也是一种非常有效的天然抗抑郁药，随着年龄的增长，其重要性会更为显著，而抑郁药物有减弱认知能力的副作用。（注14）由于老年人很有可能会服用其他药物，其中许多药物对他们的健康攸关重要，他们应该尽量以天然的疗法来减少他们所服用的各种药物。

进行 N-Back 游戏。 另一个神奇的记忆治疗是你在七天能量革命期间可以开始实践的方法，每天只需要花费12分钟即可。它被称为N-Back 游戏（请参阅第175～176页的说明），如果你小时候曾玩过"对对碰"（翻出相同纸牌的游戏），那你就已经玩过这一类的游戏了。大部分的大脑训练系统或是像"Lumosity"和"BrainHQ"之类的应用软件也是运用了 N-Back 游戏的原理。但是你并不需要去下载那些应用软件。你可以翻到本书第220页的附录 A，然后立刻开始游戏。

有别于针对固定智力（crystallized intelligence）的方法，或是经由生活经验学习到的知识和技巧（例如，通过填字游戏扩大你的词汇量），N-Back 游戏是针对你的工作记忆（译注："工作记忆"是指个体在进行如语言理解、阅读、逻辑推理等复杂性事项时，同时进行短暂储存与处理信息的能力），这往往会随着年龄增长而衰退。换句话说，固定智力会增加你的寿命。你会学到更多东西，在"Trivial Pursuit"的益智问答游戏中表现杰出。但是工作记忆的重要性在于它能让你在短时间记住信息，同时还能够在必要时使用这些信息。许多生活中更复杂的任务都需要你去发挥这类型的记忆能力。

然而，N-Back 游戏真正令人惊讶的是，尽管它过程简单，却能确实改善流动智力（fluid intelligence），这种对学习至关重要的能力曾一度被认为是无法改变的。因为流动智力通常在成年后下降，如果你想预防衰老导致的问题，它会是你最应该改善的智力之一。

你不需要付出巨大的代价来获得成效。一天只需要花上 25 分钟来进行 N-Back 游戏，甚至是一个礼拜进行一次，即可改善你的记忆力。几个礼拜之后你便能感受到成效。（注15）N-Back 游戏甚至能帮助 80 岁以上的人改善记忆力。（注16）

吃得聪明。我已在本书讨论过如何彻底改变你的饮食，而且幸运的是，在七天情绪革命中所做的所有饮食改变都能降低血糖飙升，将含ω-6 脂肪酸的食物改为摄取含 ω-3 脂肪酸蛋白质和脂肪，以橄榄油取代大豆沙拉油，吃大量富含维生素 B 和叶酸的蔬菜以及豆类，能神奇地预防衰老导致的问题，以及认知能力衰退的症状。

一般来说，"脑雾修复计划"是地中海饮食的进阶版，攸关轻度认知损害的患病风险。对于那些已经患有轻度认知损害的人来说，这种饮食有助于预防轻度认知损害恶化成阿尔茨海默病。（注17）我们将以地中海饮食为基础，建立我们自己的饮食习惯，例如，食用鱼类和橄榄油，以及大幅减少加工的碳水化合物的摄取，选择有机和牧场饲养的肉类与奶制品，并每天摄取七份蔬菜和水果。

我们将着重摄取一些特别有益于防止"衰老的时刻"的食物，例如，浆果、姜黄和鱼类。

- **浆果：** 浆果对大脑而言真的是一个神奇的食物，它富含与膳食纤维同量的黄酮可以调节血糖，而且不用多说它还很美味。研究显示，定期食用浆果可以使认知能力衰退延迟长达 2.5 年。[注18] 特别是蓝莓甚至能帮助人们克服阿尔茨海默病的遗传倾向。[注19] 根据一项研究显示，浆果可能有能力恢复与老化相关的功能衰退的问题。[注20]

  因此，明天的早餐别再吃柳橙汁和烤土司了，试试身为缓燃碳水化合物的蓝莓和覆盆子吧。把它们与有机牛奶或不加糖的杏仁牛奶一起榨成蛋白奶昔，或搭配甜叶菊和纯希腊酸奶（脱乳清酸奶）一起享用。

- **鱼类：** 我们已经知道鱼类所富含的 DHA 和 EPA 等 ω-3 脂肪酸能改善我们的大脑功能，这对于年龄逐渐增长的我们而言特别重要。最近一项关于 50 ～ 75 岁的成年人研究发现，鱼油营养补充剂可以改善语言流畅性、视觉作业和阅读能力。鱼油甚至有助改善大脑本身的结构。[注21] 另一项研究显示 ω-3 脂肪酸营养补充剂能改善工作记忆。[注22] 然而，鱼类不仅能达到保护作用，也能提供治疗的效果。在针对患有老年性疾病患者的研究中发现，服用 DHA 补充剂的受试者在半年后语言能力变得比较流利。[注23] 所以在七天情绪革命中所摄取的 ω-3 脂肪酸超级食物就能帮助你获得足够的 EPA 和 DHA。

- **姜黄：** 接下来是前面说过的最神奇的脑雾修复成分——姜黄。这种神奇香料的效果在印度农村部落里已经是众所周知的事了。在那里，65 岁以上的老年人中只有不到 1% 的人患有阿尔茨海默病，而在美国则有 13%。这极为简单又容易取得的关键成分之所以能造成患病概率上如此大的差异，是因为印度人多食用姜黄，姜黄被当作制作咖喱的香料之一，而且姜黄所含的姜黄素则有强大的抗炎性和抗氧化效果。

姜黄还可以增加脑源性神经营养因子（brain-derived neurotrophic factor），其能增强脑中的神经发生，同时预防阿尔茨海默病引起的斑块。某项研究显示姜黄有助于身体消除脑中的脑雾斑块。[注24]另一项证据显示姜黄可以让年老的白鼠在短短十二周之内增强神经发生与认知能力。[注25]姜黄除了能让你的思维敏锐之外，还能安定你的情绪并增加脑内血清素。[注26]

请试着定期摄取这种神奇的香料，不要只是一个月去一次印度餐厅用餐，长时间摄取低剂量的姜黄会比不定期摄取大量姜黄的方式能更有效地对抗阿尔茨海默病及其导致的斑块。[注27]请牢记：试着跟印度人在料理咖喱时一样，把姜黄当作黑胡椒来使用。如此便能发挥更大的效果，因为这样的方式可以让姜黄变得更容易被吸收。

- **其他健康的香料：** 番红花（saffron）是咖喱中另一种常见的成分，也能有效抑制阿尔茨海默病所引起的斑块。[注28]试着加一点番红花到有机鸡肉里一起料理。另外，迷迭香也是一种能产生神奇功效的草药。迷迭香中的鼠尾草酸还可以降低阿尔茨海默病的罹患风险，而光是它的香味就能改善记忆力。[注29]奇亚籽也已被证实能改善阿尔茨海默病常见的字词回忆衰退。[注30]由此可知，应该摄取大量的草药和香料。放下你手中的盐罐，让草药和香料丰富你的食物。你的大脑和味蕾都会对你心存感激的。

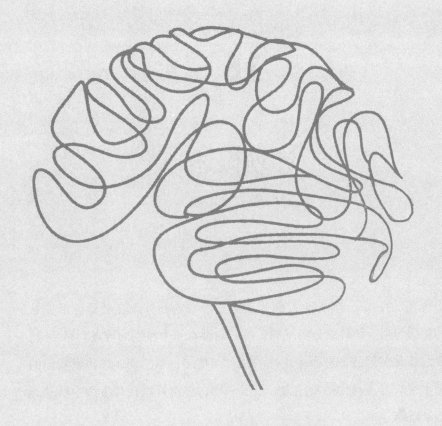

PART 6

脑雾修复计划
The Brain Fog Fix Program

CHAPTER

16

计划概述
Program Overview

现在，在接下来的 21 天你要实际去照顾自己并改变会让你形成脑雾的生活习惯。该计划分为三周，每一周都有一个特别的重点。第一周，你要改变你的想法，进而净化你的饮食与情绪；第二周，你将恢复你的能量水平，并提高你的专注力；最后一周，你将开始找寻生活中所缺乏的心灵联结。

你的三周计划

第一周：七天情绪革命

改变你的饮食，让自己从原本的生活失衡、无精打采恢复到精神焕发与活力充沛的状态。使用认知行为策略（译注：个体在解决问题时，运用既有的知识经验，达到目的的一切心智活动）来帮助改变你的思维方式，并且每天留意一种陷阱思维模式。

第二周：七天能量革命

通过睡眠、调整昼夜节律、运动和神经发生，来摆脱脑雾和散漫的状态，让大脑变得警觉又敏锐（神经发生是指你的大脑在受到刺激和学习新事物时成长和改变的能力）。使用行为策略来帮助你改变你的行为。

第三周：七天心灵革命

与一些比你自己更宏大的东西交流，重新开始你的人生目标，并重新发现生活中的快乐。

在接下来的几页中，我将详细介绍每周的内容，接着在下一章，我将带你走过这 21 天计划的每一天。我们会过得很开心并且替我们的大脑进行大扫除，借以改善我们的情绪，使我们尽可能重新恢复活力。

请记住，你所要学习的策略是为了帮助你在往后的生活中整合这个计划里的健康方法。我会要求你严格遵守我每一周所订定的要点，并在之后要求你持续实践下列的 80/20 原则，希望你在往后的日子都能持之以恒，如果不行的话，至少要进行三周计划。例如，在第一周，你要每天摄取一种 ω-3 脂肪酸超级食物和七种蔬果，并且完全停止摄取糖分和面粉。第一周之后，希望你在往后的生活里的每天都要吃一种 ω-3 脂肪酸超级食物和七种蔬果，并且只能摄取非常少量的糖分和面粉。同样地，你也可以配合一些此计划中所采用的其他方法，例如，运动或冥想。这将会让你持续思考并且感觉越来越好！

现在，让我们深入探讨这三阶段计划所要进行的一切事项。

第一周：七天情绪革命

第一周，我们将着重于两个关键领域，将身体的失衡转变为精神换发的状态：

饮食。我们将除去所有会导致脑雾、血糖飙升和炎症的问题食物。接着我们会增加摄取具有治愈力、营养且能促进大脑健康的食物。

认知。每一天你要通过留意七种陷阱思维模式的其中一种，借以开始转变你的想法。只要意识到这些陷阱思维模式，你就会了解改变你的思维模式就能改变你的感受，借以产生巨大能量去改变你的行为与所做的选择。

让我们先从饮食开始执行吧。其中一些改变或许看起来有些吓人，但别担心，一旦你完成这一周的计划之后，你就不会过得那么紧绷了。经过一周的紧绷生活，接下来的计划期间就进行我们在第 3 章中所提及的 80/20 原则（最好一辈子都能持之以恒）。在此期间，我必须警告你，此计划可能会让你变好，也可能带来负面的成效，所以请不要在忙碌的星期一上午执行上述计划。如果能在一个平静周末，而且身心都能专注进行这些改变的时候，执行上述计划会显得更加有效。在此之前，你将能通过摄取维生素 B 和其他我们常忽视的营养素来享受持久的能量提升。

饮食调整

为了调整我们的饮食，我们要解决六件事情：前四项是我们在饮食上要禁止的成分，而后两项则是应该添加摄取的成分。

1. 禁止糖和人工甜味剂

2. 禁止面粉和加工点心

3. 禁止促炎性 ω-6 脂肪酸

4. 禁止咖啡因、酒精和任何会让你激素失调的物质

5. 增加 ω-3 脂肪酸超级食品

6. 增加水果和蔬菜

我们的第一步是要禁止会导致炎症、脑雾和抑郁的促血糖飙升的食物（详见第 3 章第 22 页）。这可能是大多数人在整个过程中最困难的一步，因为这些食物我们实在吃太多了。在向你介绍那些我们所要禁止的饮食习惯之后，我也将提供一系列你可以作为替代的食品。接着我们就要进到有趣的部分——增加摄取的食物。

向糖和人工甜味剂说再见

让我们的情绪起伏剧烈的始作俑者是糖。高糖饮食与痴呆甚至阿尔茨海默病等神经退化性疾病有密切的关联。

消除：

- 所有糖分

- 高果糖玉米糖浆、玉米糖浆、玉米糖浆固形物

- 任何种类的糖浆，如角豆糖浆、转化糖浆、麦芽糖浆、枫糖浆

- 以 "ose" 结尾的大多数单词，如：右旋糖（dextrose）、果糖（fructose）、

半乳糖（galactose）、葡萄糖（glucose）、麦芽糖（maltose）、蔗糖（sucrose）

- 糊精或麦芽糖糊精

- 龙舌兰

- 蜂蜜

- 果汁或"加糖果汁"

- 人工甜味剂，如三氯蔗糖（Splenda）、阿斯巴甜（Nutrasweet）、糖精（Sweet'N Low）、醋磺内酯钾（Acesulfame K，Ace K，Sunett，Sweet One，E950）

替代品：你要学着欣赏水果的天然甜味，但如果你的生活中还需要一些甜味剂，我认为甜菊（Rebiana，Truvia，Pure Via）是一种可接受的替代品。你可以买到袋装的甜菊，而像"Vitaminwater Zero"的零卡饮料也含有甜菊。

代替甜味的食物：你不必为了你的大脑放弃甜食！等你舍弃过度加糖的加工碳水化合物之后，你将会对食物的天然甜味大吃一惊。

- 将水果酸奶换成一般的希腊酸奶（脱乳清酸奶）。
- 尝试以有机蓝莓、甜菊和一般的希腊酸奶作为甜点。
- 含80%蔬菜和20%水果的美味冰沙（第230页的"调理机、瓶子和一美元"可以提供给你一些建议）。
- 我也喜欢"Quest"的高蛋白质纤维能量棒，它是由乳清蛋白（whey protein）所制成（但大多数蛋白质纤维能量棒却是由廉价且非有机的大豆蛋白分离物制成）。虽然有一些口味是使用人工甜味剂，但仍有许多口味是不添加的。请购买包装上注明"不含人工甜味剂"的口味。我特别喜爱"Quest"的巧克力花生奶油棒。只要微波 20 秒，就能尝到我首推的甜点了。

更好的饮品：由于饮料通常是饮食中巨大的糖分来源，因此你可以通过自制冰沙和果汁（80/20 比例的蔬菜和水果）来降低血糖负荷（因为新鲜的柠檬和酸橙含有大约 1 克的糖，你也可以把它们当成蔬菜来食用！它们可以为有苦味的蔬菜添加美妙的柑橘味）。

你或许很快就会发现，比起那些添加太多糖的"冰沙"，你会比较喜欢蔬菜与水果混合的滋味。前者大多会在商场贩卖，有些甚至会以绿色瓶装的形式来标注为蔬菜果汁，但它们大多是以廉价且会导致血糖飙升的水果或苹果汁所制成的。如果你能直接把整颗水果拿去榨（保留果皮和膳食纤维），所制成的饮料会特别美味。

食 谱

我最爱的饮料：1/4 个长叶莴苣、1/4 个羽衣甘蓝、1/4 个菠菜、1/4 个绿花椰菜、1/4 个黄瓜、柠檬汁（1 颗）、2.5 厘米厚的姜片、1/2 颗梨子（带皮）、少量的芒果切片以及 2 杯水。为了使它们像一包薯片一样方便食用，我会一次做 3 ~ 4 份，然后放进有盖的广口球罐并放入冰箱。包包里放一罐自制饮料，出门也方便享用！

舍弃面粉和加工的零食

面粉（即使是那些看起来良好的全麦品种）也会让你的血糖指数急速上升，这意味着它会提高你的血糖，是我们应该避免的状态。在情绪革命期间，我们将舍弃所有含面粉的食物以及其他高 GI 食物，如土豆和白米。

消除：

- 所有面粉
- 所有含面粉的面包
- 意大利面
- 墨西哥薄饼
- 薯片
- 土豆
- 白米

替代品： 你要学着爱上这些替代碳水化合物的食物。你每天可以摄取两份这些神奇的食物。

- 糙米
- 藜麦
- 大麦
- 燕麦
- 布格麦（Bulgur wheat）
- 小米
- 古斯米（Couscous）
- 斯佩耳特小麦（Spelt）
- 无面粉的发芽谷类面包

面包替代品： 我喜欢无发酵的发芽谷物面包和英式松饼，它们能提供增强能量的碳水化合物，同时将血糖指数降低一半。我的最爱是"Ezekiel Food for Life 4:9"的面包，这个品牌在任何美国超市都找得到。

这些面包也提供有益大脑健康的氨基酸，比其他面包有更多的蛋白质。我喜欢享用那些无面粉面包，这也有助于改善皮肤的质感。

其他建议：

- 在家里，尝试用波特贝勒菇（portobello mushrooms）代替面团制作比萨饼。
- 以坚果（非油炸）来代替薯片。
- 在家里自己制作炒饭，每份只用 1/2 杯糙米（不同于餐厅炒饭几乎都使用白米来烹调）。使用有机鸡蛋或肉类、洋葱、切碎的绿花椰菜、红辣椒和切成小块的胡萝卜来烹调大部分的家常菜。使用一或两汤匙的橄榄油来炒，并以姜黄和黑胡椒料理。
- 以长叶莴苣的大菜叶来取代三明治所使用的面包。

健康的零食：我们平常吃的零食也会使我们吸收到许多会让血糖飙升的碳水化合物。幸运的是，我们可以轻而易举地用更健康的替代品来取代这些零食。你的大脑（和你的腰围）会感谢你的！

- 不要使用玉米片，而是用芹菜来沾调味汁。
- 尝试以红辣椒、小胡萝卜和圣女西红柿切碎混入鹰嘴豆泥来取代皮塔饼。
- 尝试以乔氏超市（译注："Trader Joe's" 是美国超人气平价超市）的有机橄榄油爆米花来取代饼干。或者自制有益大脑健康的微波爆米花。有关其快速调理方法，请参见第 91 页。
- 尝试以苹果或芹菜佐榛果奶油来取代花生酱面包。
- 尝试以白花椰菜磨成泥或捣碎的鹰嘴豆泥来取代土豆泥。

替代面食：相信我，我和所有人都知道，不能吃面是一件多么煎熬的事。从童年起，我最大的陷阱食物绝对是明亮的橙色通心粉和吉士。

但在第一周之后，我已经可以摆脱沉迷面食的习惯了——请牢记 80/20 原则。这里有一些相当简单且有益大脑健康的替代方案。

- 以蒟蒻面（shirataki）来取代意大利面。这些植物性面条几乎没有碳水化合物。虽然我只在健康食品和亚洲商店买到它们，但现在其实有很多商店都买得到了。
- 制作一个黑豆加玉米沙拉来取代意大利面沙拉。

舍弃那些含有高促炎性 ω-6 脂肪酸的食物

调整我们饮食中早已紊乱的 ω-3 脂肪酸和 ω-6 脂肪酸的摄取比例，这是在我们对抗炎症、脑雾和抑郁症的过程中最重要的一步。ω-6 脂肪酸的主要来源之一是常规饲养的肉类食品，所以我们要立即摆脱那些食品。请记住，有机肉类食品或许价格昂贵，但是你会因此保住更长远的健康利益。

消除：

- 常规饲养、非有机或是谷饲类肉品、乳制品和鸡蛋
- 油炸食物
- 除下列四种替代油之外的所有油类

替代品：

- 标有以下名词之一的肉类、乳制品和鸡蛋：有机、草饲、放牧、散放或自由放养
- 特级初榨橄榄油、橄榄油、芥花油（Canola oil）、亚麻籽油

一些调味料的选购提示： 如油、调味料和酱料，我最喜欢的是乔氏超市里单罐售价 3 美元的优质意大利红酱（marinara sauce），其制作过程只使用橄榄油，既便宜又健康（我心中的第二名则是橄榄和芥花的混合油）。

由于某些优质的瓶装沙拉酱需要花费 5 美元以上，我建议可以用特级初榨橄榄油和醋来自制沙拉酱。这将会守住你的荷包，而且其滋味也不会输给那些优质沙拉酱。另外，餐厅使用的香醋有时是用大豆油制成的，所以用醋和橄榄油来制作会是你最安全的方式。

了解购买上述这些食品的地方也很重要。你可以开始在网络商店逛逛了。我在亚马逊网站花 15 美元买了卡夫牌（Kraft）低脂橄榄油沙拉酱和六个挤压瓶。一罐沙拉酱只要几块钱而已（但它的缺点是含有大豆油，所以请避免在计划实行的第一周时食用它；然而，当你阅读其成分标签时会发现橄榄油被列为首项，这意味着它使用的橄榄油会比大豆油多。Hellman 牌在其商品的瓶装上声称"使用橄榄油"，但实际上却在成分标签上将大豆油列为首项。在我看来，这会误导消费者，请避免购买）。如果你愿意的话，富含橄榄油的沙拉酱绝对能增添美味并且适用于第一周的计划。

减少摄取会使生理失调的食物

别担心，我们不会完全禁止这些食物。但是我们会试着减少它们对于下一周的昼夜节律的冲击。因此，在这一周，你要控制自己每天喝一杯天然的无糖咖啡（不可以喝能量饮料）和适量的酒。

- 每天最多 200 毫克咖啡因（约 2 小杯咖啡）。

专家意见

如果你习惯喝一整天的咖啡，尝试在计划开始的前几周将咖啡换成绿茶。在 200 毫克的限制之下，你一天可以喝 4～6 杯。或者，点一杯低咖啡因咖啡，如此就能在一天喝上 4 小杯。

- 每天最多一份酒精饮料（最好是红葡萄酒）。一份指的是一杯葡萄酒、一杯 8 盎司（约 237 毫升）的啤酒，或 1.5 盎司（约 44 毫升）的烈性酒。

- 没有娱乐性毒品或香烟（注意：这不是一个治疗药瘾或酒瘾的计划）。

- 如果你另有服用其他药物，如安眠药或苯二氮平类（Benzodiazepines）药品，可以在完成 21 天的计划后，与你的主治医生讨论缩减或调整剂量。饮食、运动、睡眠质量和生活方式的变化，通常能随着你的情绪和能量方面的改善而得以减少用药过度的情形。

至少加入一种 ω-3 脂肪酸超级食物到日常饮食中

现在我已经告诉你所有你不能吃的东西了，接着让我们来谈谈那些你应该要增加到日常饮食的好东西，第一是鱼，第二是鱼，第三是更多的鱼。在第一周，你每天都要吃一份能滋养大脑的 ω-3 脂肪酸超级食物。我推荐以海鲜为主的超级食物，因为这能使你充足摄取 DHA 和 EPA 两种 ω-3 脂肪酸。理想的情况是，你每天至少吃一份下列所举之鱼类：

- 长鳍金枪鱼，拖钓或以竿钓捕捉，新鲜或装罐，美国或不列颠哥伦比亚省产

- 北极红点鲑，养殖

- 尖吻鲈，养殖，美国产

- 黑鳕鱼

- 邓杰内斯蟹，野生，加利福尼亚州、俄勒冈州或华盛顿州产

- 长鳍鱿鱼，野生，大西洋产

- 淡菜，养殖

- 牡蛎，养殖

- 太平洋沙丁鱼，野生

- 彩虹鳟鱼，养殖

- 牡丹虾，野生，不列颠哥伦比亚省产

- 银鲑鱼，养殖，美国产

- 鲑鱼，野生，任何产地

- 虾

以下为 ω-3 脂肪酸超级食物的素食选项。然而，这些食物都含有高量的 ALA（α-亚麻酸），你的身体必须将其转化成 DHA 和 EPA，借以使你的思考和感觉更好，而 ALA 其实无法被有效地转化，尤其对于男性来说更是如此。ALA 的素食来源包括：

- 核桃（1/4 杯）

- 磨碎的亚麻籽（2 汤匙）或亚麻籽油（1 汤匙）

- 奇亚籽（2 汤匙）

选购提示： 许多健康的鱼，如野生鲑鱼，价格上也许并不亲民，但只要花点工夫就能花 1 美元左右买到一天摄取量的野生鲑鱼。我的储藏室里堆了许多 "海底鸡（Chicken of the Sea）" 的高级野生鲑鱼（Premium Wild-Caught Pink Salmon），它尝起来就像金枪鱼罐头，你的小孩绝对不

会发现有何异状，而且它对于大脑的益处远比传统的金枪鱼还要多，每份含有 500 毫克的 DHA 和 EPA。如果你在杂货店找不到这些产品，就到 Target（译注：美国第二大零售百货集团）或亚马逊（Amazon）购物网去逛逛，你可以在那里买到 1 美元左右的产品（不含双酚 A）。将鲑鱼混合一些橄榄油制的沙拉酱和柠檬汁，放在土司上去烘烤，或者放在发芽谷物面包上加一层有机奶酪去烘烤，你就能享用一个简单、便宜并有益大脑健康的鲑鱼美食了。

专家意见

就金枪鱼而言，"高级"白鳍金枪鱼其实会比便宜的金枪鱼罐头多出三倍的汞含量，但两者都是含汞的鱼类，所以并不适合作为摄取 ω-3 脂肪酸的来源。改吃鲑鱼绝对不会让你后悔的！

我也喜欢吃美国工匠小酒馆（Artisan Bistro）的即食餐，那里有大量捕获的野生金枪鱼，大约要 5 美元。其他比较便宜的即食餐通常会比工匠小酒馆的餐点少 2 盎司（约 59 毫升）左右。除了蛋白质较低之外，这些便宜的即食餐通常含有较多使血糖飙升的廉价加工碳水化合物。

每天至少摄取七份蔬果

你要在第一周饮食每天至少摄取七份蔬果。你现在应该知道这简单的方法能够为你的情绪、能量、认知能力带来多么惊人的成效。这里有几个基本的方式可以帮你从这些能对抗疾病且强化大脑的食物中获得最大的好处：

- 蔬菜的摄取要多于水果。

- 摄取水果时以浆果为主。

- 有机食材的使用要多于常规种植的食材。

- 食用各种蔬菜和水果，以确保你得到不同的维生素，维生素是一种可以预防炎症的辅助因子和抗氧化剂。

- 水果要直接食用或混合榨汁，不要加糖。

- 摄取足量蔬果的方法之中，混合榨汁是我最喜欢的方法（请参阅230 页的"调理机、瓶子和一美元"，了解更多我所推荐的果汁）。你可以把榨好的果汁倒进携带式的球罐，一份果汁只要花费不到一美元就享用得到。

为了从你吃的蔬果之中获取最大的营养，你每天还得喝至少 18 盎司（约 532 毫升）的水。

现在看起来没这么困难了吧？第一周的另一部分是一系列认知练习，将帮助你重塑看待世界与自己的方式。

认知改革

我深信饮食改革会是整个计划最困难的部分。饮食对于改变情绪能发挥极大的作用，但这绝非唯一的元素。

你可能会发现，当你对饮食做出如此激烈的改变时，可能会产生一些无益的想法或念头，这也是作为一位认知行为治疗师的我，所特别注重的一环。为了破除这种可能性，在本周的每一天，你得专心且积极地克服我所谓的"七大陷阱思维模式"。一旦你可以重视那些让你感觉不好的思维，你就能以更正面的方向去重新定义你的思维。在摆脱你最爱的脑雾食物的过程中，这些练习也有助于你度过最艰辛的那段时光！

每一天，你要留意一种让你感觉不好的陷阱思维模式：

- **对号入座**（Personalization）：假设因为你而发生了某些事情。（例如："我没有得到那份工作，是因为我不够聪明。"）

- **渗透性**（Pervasiveness）：允许你生活中的某个问题去侵犯你生活的所有部分。（例如："我头痛，也许今天应该请病假。"）

- **分析瘫痪**（Paralysis-analysis）：对事情钻牛角尖。（例如："为什么我不记得昨天晚上把钥匙放到哪里了？这是什么意思？如果这种情况持续发生，我该怎么办？"）

- **悲观主义**（Pessimism）：总是相信会发生最糟糕的情况。（例如："今天早上觉得脑袋不清楚，我一定得了痴呆了。"）

- **两极化**（Polarization）：看到一切都是非黑即白、非是即非。（例如："我的老板对我的报告没有反应，我想我得辞职了。"）

- **读心**（Psychic）：感觉你知道别人在想什么。（例如："我知道她从来就不喜欢我。"）

- **永久性**（Permanence）：以过去或现在来判断未来。（例如："我永远无法克服离婚的阴影。"）

当你特别注意某一种陷阱思维模式时，你会发现它经常出现在你的生活中。你要做的第一件事情就是要有上述这样的认知。通过上述过程和相关的日常生活改变，你会知道自己最常陷入哪种陷阱思维模式，以及如何降低陷入其中的次数。如此一来，你就能消除阻碍你发挥所有潜力的心理障碍。如同你在这21天计划中使用的所有方法一样，即便你没有特别留意某一种陷阱思维模式，也要持续留意不要陷入上述七种陷阱思维模式之中。

第二周：七天能量革命

第二周计划，我将通过下列方法让你摆脱疲累并恢复活力：

1. **睡眠与昼夜节律：** 调整你的大脑对自然光的反应，借以调节你的睡眠节奏和提高你的能量。

2. **运动：** 让身体运动，你的大脑需要持续性活动，促进神经生长。

3. **神经发生：** 持续学习新事物，借以强化大脑，因为如果你没有持续进步，就会越来越退化。你每天也要摄取一种含有姜黄和黑胡椒并能促进神经发生的超级食物。

4. **注意力与回报：** 减少使用社交媒体和电子产品将能提高你的专注力和集中力，并同时恢复你体验生活乐趣的能力。

去睡觉！

当你改善饮食习惯之后，或许你就会拥有良好的睡眠习惯。没有加工碳水化合物、过量咖啡因和酒精来混乱你的昼夜节律，并使血糖持续高升，你当然就能获得深度的休息。另外，你还可以采取几个步骤来确保每天晚上的睡眠都能帮助身体恢复精神。以每天晚上尽量睡满八小时为目标，这代表你必须提早就寝。晚上十一点就寝，早上七点起床，在这一周你必须保有规律的睡眠和起床的时间：这些自然的循环对身体健康很重要。起床之后你可以通过打开窗帘、开启所有的灯光或立刻走出户外，让自己沐浴在明亮的光线之中。

使用以下方法改善睡眠质量并促进深度睡眠：

• 不看电视。

• 在晚上七点后不使用电脑或平板电脑。

- 将晚上七点后会照到你的荧光灯泡换成附有调光器的白炽灯或 LED 灯泡，并尽可能维持在低亮度，以防止眼睛疲劳。

- 晚上七点之后，若你人在户外而天色仍然明亮时，请戴上你的墨镜。

- 在早晨和白天走到户外，让你的眼睛暴露在阳光下。白天打开百叶窗，把桌子转向窗户。

- 如果你居住在整年晒不到充足阳光的地方，你可以购买一个全光谱或蓝光灯箱，在早上起床以及刚过中午后使用 15 ～ 20 分钟。这些灯箱的价格最多只需花费 50 美元（但如果你被诊断出罹患躁郁症，请不要使用）。

- 如果你的卧室会有光线透入，请装窗帘或使用眼罩睡觉。

- 使房间温度维持在 20 ℃。确保你的双脚温暖，如果需要的话你也可以穿袜子来保暖双脚。

- 担任夜班工作的人请在工作时间让自己暴露在明亮的光线下，并在 8 小时的睡眠时间处于完全黑暗的状态，借以模拟自然的昼夜节律。

动起来！

　　每天至少做 44 分钟的有氧运动，借以刺激海马的齿状回（dentate gyrus），这是连接记忆、情绪和压力的大脑区域。当你刺激齿状回时，就能促进神经发生，以及大脑的发育与发展；反之，则很有可能会出现认知功能衰退的情形。请记住，你可以一次性进行 44 分钟或是两次 22 分钟的有氧运动。

唤醒你的大脑

N-Back 游戏

每天进行 12 分钟的 N-Back 游戏，并且成功通过下面列出的每个等级。虽然每天最少 12 分钟的 N-Back 游戏是七天能量革命的一部分，但如果你能定期练习 N-Back 游戏，你将获得最好的效果。这关系你的大脑记忆力，如果你不常使用它，就会失去它！

第1级说明：从第 1 级开始，请参阅第 220 页的图格。注意九个格子中其中一个有图形的格子。注视图格 2 秒钟并记住哪一个格子有图形（你目前还不需要记住形状；当你过关到第 2 级时才需要这么做）。接着，看着第二个图格时，必须用手、一张卡片或纸遮住第一个图格。眼睛盯着图格 2 秒钟并记住哪个格子有图形。之后转移目光到其他地方。

现在大声说出你的答案来检视自己能否记住两个图格的位置，之后再以相反的顺序说说看。最后查看两个图格来检视自己是否答对。第 220 页显示第一个图格的图形在右上框，而第二个图格的图形在右下框，所以你的答案会是右下角、右上角。检查自己的答案是否正确。最后，游戏会让你必须注意到同一个图格中的多种图形，这会带来更多挑战性。再一次说明，只要记住有图形的格子位置，不需记住图形的样式。

当你能够熟练地记住两个图格的答案时，你可以将记忆的图格增加至三个或四个以上。这个游戏对于你应该记得的图格数量没有一定的标准。此游戏的目标是为了要使你的大脑更加敏锐，并增加你可以记住且答对的图格数量。

第2级说明：一旦你认为已获得充分的挑战感之后，就能进阶到第 2 级了。规则如同第 1 级，但是这次你得同时记住格子的位置与图形的样式。在 220 页的第一个图格的右上框有一个三角形，而第二个图格的右下框有一个圆形，所以你必须回答"右下角是圆形，右上角是三角形"，并且回头检视自己是否回答正确。最终，游戏可以借由增加图形来提升挑战性。

当你能够熟练地记住两个图格的答案时，你可以将记忆的图格增加至三个或四个以上。

这里有一个图格的样式模板。

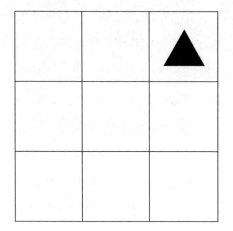 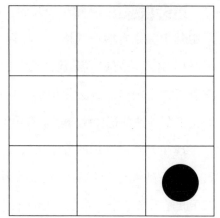

在生活中增添新意

下一周的每一天，你将尝试一种可以刺激并促进大脑发育的新活动。除了第 197 ~ 203 页所建议的活动之外，你也可以构思属于你自己的活动，但请遵循以下原则：

- 做一些能让你有愉悦感的新事物
- 做一些能让你有生产力的新事物
- 做一些能让你有力量的新事物

- 做一些能让你引以为豪的新事物

- 做一些能让你有热情的新事物

- 做一些能让你平静的新事物

- 做一些能让你有目的感的新事物

摄取含有姜黄和黑胡椒的食物

咖喱大都属于这一类食物，或者你也可以尝尝我的每日健康大补汤：在一杯 1 盎司（约 30 毫升）的冷水里加入姜黄和黑胡椒搅拌，如果你够勇敢的话，还可以加入一颗现榨的柠檬汁和辣椒末。

提升你的集中力

谨记：当你完成本周计划时，你可以恢复 20% 过去所保有的坏习惯。不过现在，我要你禁止接触任何社交媒体，让你借此体验大脑、情绪、能量和睡眠质量上所带来的改变。

- 不要看电视或任何在线娱乐节目。

- 不要打电玩。

- 不要看电影，除非是在电影院。

- 不要使用社交媒体。

- 在你起床后的 3 小时内不要使用手机、电脑或平板电脑，这可以是连续 3 小时或是三次 1 小时的休息时间。

再一次提醒，经过本周之后，你可以再次且适量地看电视或使用社交媒体（每天不超过一小时）。这关键就在于你会体验到在你降低或消除干扰你一整天的事物时，你的大脑会有多么地清醒。

第三周：七天心灵革命

在最后一周的计划里，你已经摆脱过去空洞的生活，并且觉得生活受到鼓舞、头脑清晰更有目标了。

本周将着重于你与自己、所爱的人和宇宙广大规律的交流关系。不论你信或不信，这和你的饮食及运动频率一样都是大脑健康的关键！动物不需要冥想，因为它们没有高度发展的大脑部位——前额叶（prefrontal cortex），这也是我们身为人类特有的部位。前额叶和海马是改变身体和促使神经发生的地方。因此，促进交流与目的性的冥想是人类经验非常重要的环节。在本周，我们会提供有关大脑健康却常被忽视的两个重要环节：

- **意义和目标**（meaning and purpose）：持续投入于你自己的人生目标对大脑而言是极为美好的事。
- **与一些比你自己还要宏大的事物交流**：这也许是一种宗教实践或精神实践，也可以是对大自然和动物的情感，或是对一个远大世界的哲学观、政治观或科学观。然而，科学上已经证实你所经历的这些更宏大的事物对于大脑健康是极为重要的。举例而言，某项研究针对每日冥想的僧侣进行调查，结果显示他们做出决定和控制情绪反应的大脑部位有明显的优化。这就是我要让你开始进行的事！

翻到第205～218页的"每日计划"执行清单中，那些冥想练习就是你要尝试的部分。你会发现只要每天花上几分钟的时间就能改变你每天生活的样貌。

往后的生活

如同我在本章开头所述，在每一周的计划中，你必须严格遵守我所订定的要点。然而，要求你在往后的生活都遵循这些计划，实在太强人所难了。因此，往后的生活只要试着去完成 80% 就行了。保留一点弹性可以使你在往后的生活里能持之以恒地维持你所做的改变。当你觉得自己的情绪、能量和心灵空洞疲乏时，你随时都能再进行一个或更多的七天计划。

只要你有下列情形，就请再次进行七天情绪革命：

- 感觉你的心情需要一些鼓舞。

- 觉得情绪起伏太大或是有"一些小事情"干扰你。

- 在饮食上你已经"破戒"了，或是开始暴饮暴食（例如，刚从拉斯维加斯的假期或单身派对回来的时候）。

- 发现自己已恢复以往的旧思维，因而阻碍你的潜力发挥。

- 正经历一个煎熬的时刻，例如，分手或换工作。

只要你有下列情形，请再次进行七天能量革命：

- 发现你的能量不再涌现。

- 已经好几天没运动了。

- 懒得动。

- 感觉跟"同龄的人"没什么两样。

- 觉得自己没有发挥全部的潜力。

- 看太多的电视或沉溺于社交媒体上。

- 时常睡不好。

- 有严重时差问题。

- 集中力下降。
- 需要提神。

只要你有下列情形请再次进行七天心灵革命：

- 觉得失去交流感或分心。
- 觉得疲惫。
- 已经好几天没有冥想了。
- 心灵上有所渴求。
- 觉得需要更多的平静。
- 处于一种心灵层面的危机之中。

请记住，这些方法不适用于治疗疾病或更严重的精神疾病，这些疾病皆应由你的主治医生或其他保健专业人员来治疗。

CHAPTER

17

每日计划

Day by Day

前一章，我已列出每周计划里你应该要做的细节。本章，我将通过一个基本的快速提醒清单来提供一些针对每天所做练习的更深入解译。在前两周的每日执行清单的一开始，你会发现有一个区块是可以让你追踪饮食、练习、睡眠和你的技术性调整。接着中间区块你会看到一个需要执行的练习。一天最后的尾声，有一个区块是用来评估你的感受。且在最后一周，有练习和评估部分。

第一周工作手册：七天情绪革命

请谨记不要摄取糖分和人工甜味剂（第 161 页），不要摄取面粉或加工食品（第 163 页），不要摄取富含促炎性 ω-6 脂肪酸的食物（第 166 页），不要食用娱乐性毒品或吸烟（第 168 页），并且减少摄取咖啡因和酒精（第 167 ～ 168 页），但是你每天得添加至少一种 ω-3 脂肪酸超级食物（第 168 页）和七份水果与蔬菜（第 170 页）。

第1天

生活追踪

练习：每当你出现"对号入座（Personalization）"这种陷阱思维模式时，请将它记录下来。请随时留意这种思维模式出现在你的生活之中的频率。试着记住在经历这种思维模式时的具体过程，因为在一天的尾声，我会要你评估"对号入座"的思维模式会如何影响你的生活。

"对号入座"意指你对生活中所发生的事情出现负面的想法，并且把所有的责任归咎于自己。例如，你去参加面试，但没有得到那份工作，于是你告诉自己是因为你不够聪明；你的约会对象没有回电话给你，你告诉自己是因为你不够有魅力。

而与"对号入座"相反的则是将负面事件的责任归咎于自己以外的原因。后者看待事物的方式其实是与自信和乐观主义有关。

尽管有时在生活中必须克服一些障碍，努力让自己变得更好，但很多时候总会用无数的说法来帮助你解释那些事与愿违的情况。而大多数人宁可大肆地责怪自己，即便那些说法其实符合客观事实。

但选择去责怪自己，就会让自己创造出一种自证预言（self-fulfilling prophecy）（译注：指人会不自觉地按已知的预言来行事，最终令预言发生）。所以"对号入座"会剥夺你的自我价值和自信，这会使你以一种负面的方式影响未来的选择，导致更多负面的结果。事实上，你得不到那份工作的原因可能是老板的女婿已经先被雇用了，约会对象没回电给你是因为他仍爱着他的前任。

当事情照着你的意思发生时，你应该试着接受并自豪于此。我获得第二次的面试是因为我品貌兼优且聪明，我的老公娶我是因为我善良又美丽。

注意当天让你陷入这种陷阱思维模式的时刻。

当日评估

今天感觉如何（心情），如果满分是 10 分的话可以得到几分？

1 2 3 4 5 6 7 8 9 10

今天的思维能力如何（专注度和注意力），如果满分是 10 分的话可以得到几分？

1 2 3 4 5 6 7 8 9 10

今天的活力程度如何，如果满分是 10 分的话可以得到几分？

1 2 3 4 5 6 7 8 9 10

回忆当天你注意到自己陷入"对号入座"的所有时刻。现在花一点时间思考一下，如果你没有陷入这种陷阱思维模式，你有什么想法和感受。请问自己以下问题：

- 如果我考虑另一种不自责的方式，我会有什么不同的感觉？
- 如果我对自己的做法感到满意，我会有什么不同的感觉？
- 如果我改变这种陷阱思维模式，这会如何改变我的感觉呢？
- 如果我改变这种陷阱思维模式，这会如何改变我的生活呢？

第 2 天

生活追踪

ω-3 脂肪酸超级食物（最小值）：_____

七种蔬菜和水果（最小值）：

1_____ 2_____ 3_____ 4_____ 5_____ 6_____ 7_____

咖啡因（最多 200 毫克）：_____

酒精（最大值）：_____

练习：当你出现"渗透性（Pervasiveness）"这种陷阱思维模式时，请将它记录下来。请随时留意这种思维模式出现在你的生活之中的频率。
试着记住在经历这种思维模式时的具体过程，因为在一天的尾声，我会要你评估"渗透性"的思维模式会如何影响你的生活。

"渗透性"是指你允许生活中的某个问题去侵犯你生活的一切。在你工作出现麻烦时，你把你的压力置于其他重要的事情上，或者你热爱的生活变得一团糟，尚未从离婚的阴影走出来，觉得自己拥有一个失败的人生。当你把生活中某方面的失败解释为整个人生的失败，这不仅会影响你的健康，更会贬低你的自我价值。

你可以轻易地让"渗透性"思维进入你的生活，但是随之而来的问题是你应该借由你的优势来鼓励你自己，而不是让一个单独的问题拖累你整个生活。

逆向思考一下：允许生活中某个领域的优势和成功，照亮你生活的一切。想象你是一艘横跨大西洋的船。如果船上有一个裂缝，就应该尽快修补好。这样，你才可以不费力地继续你的航程。那个裂缝会在这个星期或下个月修补完成，当下你仍然可以继续前进，因为你可以靠其他部分（例如，你生活中的优势）使船漂浮移动。你应该并不乐见这个裂缝扩大到整艘船沉没。

当日评估

今天感觉如何（心情），如果满分是 10 分的话可以得到几分？

1 2 3 4 5 6 7 8 9 10

今天的思维能力如何（专注度和注意力），如果满分是 10 分的话可以得到几分？

1 2 3 4 5 6 7 8 9 10

今天的活力程度如何，如果满分是 10 分的话可以得到几分？

1 2 3 4 5 6 7 8 9 10

回忆当天你注意到自己陷入"渗透性"思维的时刻。花一点时间来思考，如果你没有陷入这种陷阱思维模式，会有什么想法和感觉。试着问自己以下问题：

- 如果我让生活中的优势来鼓励我，我会有什么不同的感觉？
- 如果我没有被生活中的难题所困惑，我会有什么变化？
- 如果我改变这种陷阱思维模式，我的感觉会如何呢？
- 如果我改变这种陷阱思维模式，我的生活会如何呢？

第3天

生活追踪

ω-3 脂肪酸超级食物（最小值）：＿＿＿＿＿

七种蔬菜和水果（最小值）：

1＿＿＿ 2＿＿＿ 3＿＿＿ 4＿＿＿ 5＿＿＿ 6＿＿＿ 7＿＿＿

咖啡因（最多200毫克）：＿＿＿＿＿

酒精（最大值）：＿＿＿＿＿

练习：每当你出现"分析瘫痪（Paralysis-analysis）"这种陷阱思维时，请将它记录下来。请随时留意这种思维模式出现在你的生活之中的频率。试着记住在经历这种思维模式时的具体过程，因为在一天的尾声，我会要你评估"分析瘫痪"的思维模式会如何影响你的生活。

"分析瘫痪"是以过度担心和钻牛角尖为特征的思维模式，这会使你难以或无法继续过你的生活。当一个恐怖的念头或感觉进入你的意识之中时，你就会对此钻牛角尖、过度忧虑。因此陷入无止境的负面思考，感到恐惧，就会形成一种瘫痪状态。

必须注意担忧的心态对改变现状一点帮助也没有。尽管你的确需要对一些问题进行思考，但不能把自己置于最坏的情况之中。在第二周和第三周的计划里，你会得到一种解决"分析瘫痪"的强大解药：以有目的的行动和思想来填补你的生活。首要任务便是在你意识到此陷阱思维模式正在拖累你的时候，你得完成当天所应该进行的计划事项。如此一来，便能消除它对你的影响。

当日评估

今天感觉如何（心情），如果满分是 10 分的话可以得到几分？

1 2 3 4 5 6 7 8 9 10

今天的思维能力如何（专注度和注意力），如果满分是 10 分的话可以得到几分？

1 2 3 4 5 6 7 8 9 10

今天的活力程度如何，如果满分是 10 分的话可以得到几分？

1 2 3 4 5 6 7 8 9 10

回忆当天你注意到自己陷入"分析瘫痪"的所有时刻。花一点时间来思考一下，如果你没有陷入这种陷阱思维模式，你会有什么想法和感觉。

问问自己以下问题：

• 如果我没有过度担心而屈服于恐惧的话，我的感觉会有什么不同？

• 如果我要以行动取代钻牛角尖的心态，我现在可以做什么呢？

• 如果我改变这种陷阱思维模式，我的感觉会变得如何呢？

• 如果我改变这种陷阱思维模式，我的生活会变得如何呢？

第 4 天

生活追踪

ω-3 脂肪酸超级食物（最小值）：＿＿＿＿＿

七种蔬菜和水果（最小值）：

1＿＿＿＿ 2＿＿＿＿ 3＿＿＿＿ 4＿＿＿＿ 5＿＿＿＿ 6＿＿＿＿ 7＿＿＿＿

咖啡因（最多 200 毫克）：＿＿＿＿＿

酒精（最大值）：＿＿＿＿＿

练习：每当你出现"悲观主义（Pessimism）"这种陷阱思维模式时，请将它记录下来。请随时留意这种思维模式出现在你的生活之中的频率。试着记住经历这种思维模式时的具体过程，因为在一天的尾声，我会要你评估"悲观主义"的思维模式会如何影响你的生活。

"悲观主义"意味着你会在生活中寻找一些负面的事物，而非专注在那些正面的事物上。你总是担心那些可能会发生的最糟糕结果，而不是那些有可能更美好的结果。或许你会一直关注在灾难性的情况上，而不是看到积极、乐观的结果。

这种陷阱思维模式实际上会在你认定负面结果可能发生的同时，创造出一种自证预言。在某种程度上，望向光明的那一面是一种选择。每个人的生命中皆有幸福与负担的一面。现在，请选择重视那些幸福吧。请记住这句箴言："**没有一条路能抵达幸福，幸福本身就是一条路。**"（There is no way to happiness, happiness is the way.）

你或许不像你所想的那个样子，但是也许有一些成就是你真的可以引以为傲的。记住那些美好的祝福。请深思这句话："**今天，我走出我应该走的路，因为我就是我。**"

"悲观主义"会阻碍你看见那些生命中你已拥有的幸福；"乐观主义"则让每一天都变得更加明亮且能吸引更多的幸福。

当日评估

今天感觉如何（心情），如果满分是 10 分的话可以得到几分？

1 2 3 4 5 6 7 8 9 10

今天的思维能力如何（专注度和注意力），如果满分是 10 分的话可以得到几分？

1 2 3 4 5 6 7 8 9 10

今天的活力程度如何，如果满分是 10 分的话可以得到几分？

1 2 3 4 5 6 7 8 9 10

回忆当天你注意到自己陷入"悲观主义"的所有时刻。花一点时间思考一下，若你没有陷入这种陷阱思维，你会有什么想法和感觉。问自己以下问题：

- 如果我开始寻找生活中正面的事物，而不是负面的想法的话，我会有什么不同的感觉？
- 乐观主义会如何使我的生活充满感激，并且更加丰富呢？
- 如果我改变这种陷阱思维模式，我的感觉会变得如何呢？
- 如果我改变这种陷阱思维模式，我的生活会变得如何呢？

第5天

生活追踪

ω-3 脂肪酸超级食物（最小值）：＿＿＿＿＿

七种蔬菜和水果（最小值）：

1＿＿＿ 2＿＿＿ 3＿＿＿ 4＿＿＿ 5＿＿＿ 6＿＿＿ 7＿＿＿

咖啡因（最多200毫克）：＿＿＿＿＿

酒精（最大值）：＿＿＿＿＿

练习：当你每次出现"两极化（Polarization）"这种陷阱思维模式时，请将它记录下来。请随时留意这种思维模式出现在你的生活之中的频率。
试着记住在经历这种思维模式时的具体过程，因为在一天的尾声，我会要你评估"两极化"的思维模式会如何影响你的生活。

"两极化"意味着你在以非黑即白、非对即错的角度看待世界，而不去思考解决之道可能处于黑白之间的灰色地带。你会认定一个选项是"正确"而另一个选项则是"错误"。这也意味着如果某件事情无法完美地进行，你就会认为它是失败的，如同将90分视为59分。这种陷阱思维模式通常会使完美主义控制你的生活，或者当有许多其他事情失控时，会变得急需要去控制某一件事情。

若陷入这种陷阱思维模式，你便会限制生活中的可能性。也可能错过了通过别人的角度看待这个世界的机会，而帮助他们被看见、被听见，将能创造出一种亲切感与友谊。被解雇或是结束一段关系并不是失败，而是一个询问自己的机会："我从这个经验里学到了什么？"与重要的人争吵时，不是为了要厘清谁对谁错，而是要理解他的观点中，哪些是有意义的，或这些观点透露着他需要的是什么。"两极化"会让你忽略了其他 99 个可能的答案，而只执着于一个答案，阻碍你感受幸福。

当日评估

今天感觉如何（心情），如果满分是 10 分的话可以得到几分？

1 2 3 4 5 6 7 8 9 10

今天的思维能力如何（专注度和注意力），如果满分是 10 分的话可以得到几分？

1 2 3 4 5 6 7 8 9 10

今天的活力程度如何，如果满分是 10 分的话可以得到几分？

1 2 3 4 5 6 7 8 9 10

回忆当天自己陷入"两极化"的所有时刻。花一点时间思考一下，如果你没有陷入这种陷阱思维模式，你会有什么想法和感觉。问自己以下问题：

- 在思考和行为上着墨于更多的"灰色缓冲地带"，少一些非黑即白、非对即错的心态，这会如何帮助我对这个世界更加慈悲呢？
- 这会如何帮助我的生活获得平静呢？
- 如果我改变这种陷阱思维模式，我的感觉会如何改变呢？
- 如果我改变这种陷阱思维模式，我的生活会如何改变呢？

第6天

生活追踪

ω-3脂肪酸超级食物（最小值）：_____

七种蔬菜和水果（最小值）：

1_____ 2_____ 3_____ 4_____ 5_____ 6_____ 7_____

咖啡因（最多200毫克）：_____

酒精（最大值）：_____

练习：每当你出现"读心（Psychic）"这种陷阱思维模式时，请将它记录下来。请随时留意这种思维模式出现在你的生活之中的频率。试着记住在经历这种思维模式时的具体过程，因为在一天的尾声，我会要你评估"读心"的思维模式会如何影响你的生活。

"读心"思维模式会让你期待他人不必说出口就能知道自己的感觉、想法或需求。你期望他人解读你的行为或表情，而当他们办不到时，你会因此感到受伤或愤怒。除了期待他人能够读心之外，你也相信自己可以知道别人在想什么。当你还未亲自经历就对未来做出负面的假设时，你其实是在预测未来。

当你对你所珍惜的人不满时，在屋里四处跺脚生气或是口不择言地责怪都只会让事情变得更糟。很多时候，别人其实需要你以正面且具体的口气向他解释到底哪里得罪你了，并且想要知道你需要的是什么。

也许你是单身。如果你自以为你喜欢的那个人，会在你约他出去吃晚餐时拒绝你，因此不敢约他的话，你的"读心"思维模式就会阻断任何事情发生的可能性。是的，你或许会因此受伤，但你也有可能会有令人开心的惊喜。这完全取决于你自己是否愿意冒险去寻求那个美好的回报。

你会因为陷入这种陷阱思维模式，阻碍奇迹的发生。如果你不摆脱它，就会阻碍与他人的亲密关系的发生和自己内心的成长。

当日评估

今天感觉如何（心情），如果满分是 10 分的话可以得到几分？

1 2 3 4 5 6 7 8 9 10

今天的思维能力如何（专注度和注意力），如果满分是 10 分的话可以得到几分？

1 2 3 4 5 6 7 8 9 10

今天的活力程度如何，如果满分是 10 分的话可以得到几分？

1 2 3 4 5 6 7 8 9 10

回想当天你注意到自己陷入这种"读心"（自我设限的想法）的所有时刻。现在花一点时间来思考一下如果你没有陷入这种陷阱思维模式，你会有什么想法和感觉。问自己以下问题：

- 如果我明确告诉别人我所想要的，这会如何改变我的人际关系呢？
- 如果我试着踏出一步去与他人分享自己的感受，也询问别人的感受，会如何帮助我看见生命所给予我的一切？
- 如果我改变这种陷阱思维模式，我的感觉会如何改变呢？
- 如果我改变这种陷阱思维模式，我的生活会如何改变呢？

第7天

生活追踪

ω-3 脂肪酸超级食物（最小值）：＿＿＿＿＿

七种蔬菜和水果（最小值）：

1＿＿＿ 2＿＿＿ 3＿＿＿ 4＿＿＿ 5＿＿＿ 6＿＿＿ 7＿＿＿

咖啡因（最多 200 毫克）：＿＿＿＿＿

酒精（最大值）：＿＿＿＿＿

练习：每当你出现"永久性（Permanence）"这种陷阱思维模式时，请将它记录下来。请随时留意这种思维模式出现在你的生活之中的频率。 试着记住在经历这种思维模式时的具体过程，因为在一天的尾声，我会要你评估"永久性"的思维模式会如何影响你的生活。

　　"永久性"意味着你觉得当前的负面情况永远不会改变。当你处于一种不好的情绪或压力中，你会觉得一切都会持续恶化下去。就算你知道"这一切都会过去的"，但情感上却会陷入一种悲伤、焦虑或永无止境的循环。

　　这种现象与大脑里所引起的"情绪一致性（mood-congruent）"有关。这意味着当你伤心时，所有悲伤的回忆都会"浮现"在脑海里，而快乐的回忆则会消逝。这会让你觉得生命中的一切都如此的悲伤，以后也是如此。但请记得：这只不过是短暂的幻想而不是客观现实。

　　逆向思考看看： 负面的事件及情感状态都是暂时的。你能证明以后都会如此悲伤吗？你还记得许多年前的某件事情，比如一段感情的结束，或职场上的挫败，这些事情仿佛像一朵乌云挥之不去……但结果呢？如果你还记得那些负面的感受都只是暂时的，这样是否能帮助你更快走出阴影呢?

想想看这会如何转变你的能量和情绪。在这种思维方式下有一个核心信念:宇宙、人类和生命本身的本质是良善的。因为如果这是真的,那么"恶"到最后总是可以通往"良善"。这种替代性的思考方式,会为你的生活带来更多信心。

当日评估

今天感觉如何(心情),如果满分是 10 分的话可以得到几分?

1 2 3 4 5 6 7 8 9 10

今天的思维能力如何(专注度和注意力),如果满分是 10 分的话可以得到几分?

1 2 3 4 5 6 7 8 9 10

今天的活力程度如何,如果满分是 10 分的话可以得到几分?

1 2 3 4 5 6 7 8 9 10

回忆当天你注意到自己陷入"永久性"的所有时刻。花一点时间来思考如果你没有陷入这种陷阱思维模式,你会有什么想法和感觉。问自己以下问题:

• 如果我想起"这一切都会过去"这句话,我会有什么感觉呢?

• 如果我让懂得"暴风雨会结束"的理性本我,战胜使我困于负面感受的情绪本我,这样会为我的生活带来多少快乐和平静呢?

• 如果我改变这种陷阱思维模式,我的感觉会如何改变呢?

• 如果我改变这种陷阱思维模式,我的生活会如何改变呢?

第二周工作手册：七天能量革命

请记得要每晚睡足七个半到八个半小时（第 173 页），每天要让身体活动 44 分钟（第 174 页），花 12 分钟进行 N-Back 游戏来唤醒大脑（第 175 页），每天摄取一种含有姜黄和黑胡椒的食物（第 177 页），通过一些有益的改变来扩展你的注意力（第 177 页），通过一些可以集中注意力的活动来为你的生活带来新意（第 176 页）。在你完成这些练习之后，花点时间去感受你做的这些练习能带给你什么感觉。在每一天的尾声，回答几个能帮助你获得更多经验的问题。

第8天

生活追踪

含姜黄的超级食物：_____

N-Back 游戏（至少 12 分钟）：_____

运动（至少一次 44 分钟，或分两次进行）：22_____　　44_____

起床后三小时不使用电视、电脑、手机或平板电脑：1_____　2_____　　3_____

就寝时间：_____

起床时间：_____

练习：当天的新事物——愉悦感

做一些新鲜且有趣的事情，让你产生愉悦感。可以只是一些琐碎的事情，例如，点燃一根新的香氛蜡烛，去一家你一直很想尝尝的餐厅，品尝新的冰淇淋口味，或者参观你从来没去过的海滩或湖泊。

当日评估

今天感觉如何（心情），如果满分是 10 分的话可以得到几分？

1 2 3 4 5 6 7 8 9 10

今天的思维能力如何（专注度和注意力），如果满分是 10 分的话可以得到几分？

1 2 3 4 5 6 7 8 9 10

今天的活力程度如何，如果满分是 10 分的话可以得到几分？

1 2 3 4 5 6 7 8 9 10

今天参与了一个让我感到愉悦的活动，我的心情因此有什么改变？如果我继续刻意积极参与更多这样的活动，将会如何改变我的生活？

第 9 天

生活追踪

含姜黄的超级食物：_____

N-Back 游戏（至少 12 分钟）：_____

运动（至少一次 44 分钟，或分两次进行）：22_____ 44_____

起床后三小时不使用电视、电脑、手机或平板电脑：1_____ 2_____ 3_____

就寝时间：_____

起床时间：_____

练习：当天的新事物——生产力

做一些新鲜且有趣的事情，让你激发生产力。例如，第一次好好地清理车库，重新摆放客厅的家具，把你的干洗衣物送到一个环保的干洗店去，为你的家买一盆能清新空气的植物盆栽，去你从不去的健身房上课，清理你的衣橱并且把那些不要的衣服捐给慈善机构。

当日评估

今天感觉如何（心情），如果满分是 10 分的话可以得到几分？

1 2 3 4 5 6 7 8 9 10

今天的思维能力如何（专注度和注意力），如果满分是 10 分的话可以得到几分？

1 2 3 4 5 6 7 8 9 10

今天的活力程度如何，如果满分是 10 分的话可以得到几分？

1 2 3 4 5 6 7 8 9 10

今天参与了一个让我感到有生产力的活动，我的心情因此有什么改变？

如果我继续刻意积极参与更多这样的活动，我的生活将会如何改变？

第 10 天

生活追踪

含姜黄的超级食物: _____
N-Back 游戏（至少 12 分钟）: _____
运动（至少一次 44 分钟，或分两次进行）: 22_____ 44_____
起床后三小时不使用电视、电脑、手机或平板电脑: 1_____ 2_____ 3_____
就寝时间: _____
起床时间: _____

练习：当天的新事物——力量

做一些新鲜且有趣的事情，让你激发力量。例如，第一次去尝试举重。如果你文笔不错，就请开始写一些你一直想写的博客或剧本吧。如果你正在找一份新工作，请重新制作你的履历，并寄到你之前从没考虑过的公司。如果你个性害羞的话，请尝试去上一门课并坐到最前面。看看在你的生活中尝试这样具有力量的改变是什么感觉，并思考这能为你创造出什么精彩的生活。

当日评估

今天感觉如何（心情），如果满分是 10 分的话可以得到几分？
1 2 3 4 5 6 7 8 9 10
今天的思维能力如何（专注度和注意力），如果满分是 10 分的话可以得到几分？
1 2 3 4 5 6 7 8 9 10
今天的活力程度如何，如果满分是 10 分的话可以得到几分？
1 2 3 4 5 6 7 8 9 10

今天参与了一个让我感到有力量的活动，我的心情有什么改变？如果我继续刻意积极参与更多这样的活动，将会如何改变我的生活？

第 11 天

生活追踪

含姜黄的超级食物：_____

N-Back 游戏（至少 12 分钟）：_____

运动（至少一次 44 分钟，或分两次进行）：22_____ 44_____

起床后三小时不使用电视、电脑、手机或平板电脑：1_____ 2_____ 3_____

就寝时间：_____

起床时间：_____

练习：当天的新事物——引以为豪

做一些新鲜且有趣的事情，让自己引以为豪。如果你是一位好厨师的话，邀请一些朋友来尝尝你做的新菜色。如果你自诩对狗狗很有一套，不妨去援救队训练它们。专注在你的强项，并记得你所做的事情，以及对你自己感到骄傲。

当日评估

今天感觉如何（心情），如果满分是 10 分的话可以得到几分？

1 2 3 4 5 6 7 8 9 10

今天的思维能力如何（专注度和注意力），如果满分是 10 分的话可以得到几分？

1 2 3 4 5 6 7 8 9 10

今天的活力程度如何，如果满分是 10 分的话可以得到几分？

1 2 3 4 5 6 7 8 9 10

今天参与了一个让我感到引以为豪的活动，我的心情有什么改变？如果我继续刻意积极参与更多这样的活动，将会如何改变我的生活？

第 12 天

生活追踪

含姜黄的超级食物：_____

N-Back 游戏（至少 12 分钟）：_____

运动（至少一次 44 分钟，或分两次进行）：22_____44_____

起床后三小时不使用电视、电脑、手机或平板电脑：1_____ 2_____ 3_____

就寝时间：_____

起床时间：_____

练习：当天的新事物——热情

做一些新鲜且有趣的事情，让你能回想起真正可以激发热情的事物。如果你一直以来都热爱跳舞，就去参加舞蹈课程吧。如果你对艺术有热情，就去参观一些你不曾去过的美术馆或展览。用那些能帮助你唤醒热情的活动填满你的生命，将能改变你的专注力，免于迷失自我。

当日评估

今天感觉如何（心情），如果满分是 10 分的话可以得到几分？

1 2 3 4 5 6 7 8 9 10

今天的思维能力如何（专注度和注意力），如果满分是 10 分的话可以得到几分？

1 2 3 4 5 6 7 8 9 10

今天的活力程度如何，如果满分是 10 分的话可以得到几分？

1 2 3 4 5 6 7 8 9 10

今天参与了一个让我能激发热情的活动，我的心情有什么改变？如果我继续刻意积极参与更多这样的活动，将会如何改变我的生活？

第 13 天

生活追踪

含姜黄的超级食物：_____

N-Back 游戏（至少 12 分钟）：_____

运动（至少一次 44 分钟，或分两次进行）：22_____ 44_____

起床后三小时不使用电视、电脑、手机或平板电脑：1_____ 2_____ 3_____

就寝时间：_____

起床时间：_____

练习：当天的新事物——平静

做一些新鲜且有趣的事情，让你获得平静。到公园走走或是去你从没去过的地方徒步旅行，大自然之美将使你感到惊艳。尝试你从没做过的瑜伽课程。播放一首新歌，全身心地投入在音乐里。请记住，你可以随时随地通过进行身心灵互动的活动来培养平静感。

当日评估

今天感觉如何（心情），如果满分是 10 分的话可以得到几分？

1 2 3 4 5 6 7 8 9 10

今天的思维能力如何（专注度和注意力），如果满分是 10 分的话可以得到几分？

1 2 3 4 5 6 7 8 9 10

今天的活力程度如何，如果满分是 10 分的话可以得到几分？

1 2 3 4 5 6 7 8 9 10

今天参与了一个让我感到平静的活动，我的心情有什么改变？如果我继续刻意积极参与更多这样的活动，将会如何改变我的生活？

第 14 天

生活追踪

含姜黄的超级食物：_____

N-Back 游戏（至少 12 分钟）：_____

运动（至少一次 44 分钟，或分两次进行）：22_____ 44_____

起床后三小时不使用电视、电脑、手机或平板电脑：1_____ 2_____ 3_____

就寝时间：_____

起床时间：_____

练习：当天的新事物——目的感

做一些新鲜且有趣的事情，让你萌生目的感。如果你一直想要领养小孩的话，就到图书馆去找相关的资料吧。如果你的小孩是你的一切，送他一个贴心的礼物，或是写一张真诚的卡片给他。如果你最近一直无法提起信心的话，可以找个地方进行冥想。如果你想要帮助更多人，今天就实行一个具体的步骤，使之成为现实。记住，用目的感填满你的生活是最能带来快乐与生活意义的事情。

当日评估

今天感觉如何（心情），如果满分是 10 分的话可以得到几分？

1 2 3 4 5 6 7 8 9 10

今天的思维能力如何（专注度和注意力），如果满分是 10 分的话可以得到几分？

1 2 3 4 5 6 7 8 9 10

今天的活力程度如何，如果满分是 10 分的话可以得到几分？

1 2 3 4 5 6 7 8 9 10

今天参与了一个让我有目的感的活动，我的心情有什么改变？如果我继续刻意积极参与更多这样的活动，将会如何改变我的生活？

第三周工作手册：七天心灵革命

请记得：本周计划皆与你的心灵层面有关，所以我们会通过每天在你日常生活中的精神实践来充实自我心灵的部分。这个精神实践或许包含几个任务或者只是要你设定一个目的。

每天你都会有一个 12 分钟的冥想练习。你可以在一天的任何一个时刻完成这个冥想练习，只需要找一个安静、舒服且不会被打扰的地方。首先，花点时间阅读冥想练习的指示，让你知道你需要的是什么。接着将计时器设定在 12 分钟，闭上双眼即开始进行，让自己通过冥想进入内心。如果你在时间终了前完成指示，就在你所酝酿的美好时刻里安静地休息吧。如果你无法在时间终了前完成练习，或是你发现自己想要延长冥想时间的话，请按照你所需的时间进行即可。

在你完成本周的每个精神练习之后，花点时间思考你所学到的东西，以及你的感觉，或是你在练习期间所观察体会到的事情。在每一天的尾声，我会告诉你几个特别的问题，询问关于这些练习的经验。

第 15 天

精神练习：微笑

在你脸上摆出"微笑"的表情，能引起神经化学反应，帮助你进入幸福的回馈循环。当你开心时，你就会想要微笑。反之也是如此，当你微笑时，就会感到开心。

因此，今天让自己在做每一件事情时都能摆出"微笑"的表情。在你惺忪起床时这么做；当你在路上堵车时这么做；当你在跑步机上跑步时这么做；当你在开一个紧张的会议时这么做；当你觉得疲累时这么做。看看这个简单的动作能对你的感受有什么深远的影响。看看这样外在的行为能带来多少感激、幸福和平静感。

12 分钟冥想练习：手电筒

把你的计时器设定在 12 分钟，让自己躺在地板或床上，闭上你的眼睛。在这 12 分钟之内，你要集中你的精神感受体内所有最微小的感觉。想象你正拿着一支手电筒，并且在 12 分钟之内从你的头照亮到你的脚，这支"手电筒"就代表你的意识。

从你的头皮开始，看看你是否能真的感觉到头发的重量。随着你的头往下移的过程中去感觉每一个毛囊，以及额头与发际线或头皮交会的地方。继续沿着鼻子、睫毛和眉毛去感受，并缓慢地移动整个身体。当那道光扫过你身体的不同部位时，让它同时去放松那些部位。但请记得：这个练习并不是要让你睡着，而是要让你"苏醒"。

每当一个想法进入你的意识，并试图把一些光从你的身体抽离时，你只需要慢慢地去感受它。在整个 12 分钟之内，这样的过程也许会发生十几次或上百次，但你无须担心于此。不论何时发生，你只要不带任何情绪地将你的意识之光，带回那个被抽离的地方，并去注意你身体的实际感受。把注意力放在你的皮肤细胞或是背部接触床的地方所带来的数百万种的感觉。

在这个冥想练习的最后时刻，看看你是否感受到你的身体。默默地对自己说："啊……我就在这里。我的一部分与我做的或我想的是分开的。现在我就在这里。我就在我的身体里。"

当日评估

今天感觉如何（心情），如果满分是 10 分的话可以得到几分？

1 2 3 4 5 6 7 8 9 10

今天的思维能力如何（专注度和注意力），如果满分是 10 分的话可以得到几分？

1 2 3 4 5 6 7 8 9 10

今天的活力程度如何，如果满分是 10 分的话可以得到几分？

1 2 3 4 5 6 7 8 9 10

今天进行的"微笑练习"如何改变我的一天？如果我继续微笑着过我的生活，将会带来什么改变？"手电筒"冥想练习如何帮助我感受更多正念思维？这会如何帮助我感受我"进入"我的身体里？我今天通过这些方法得到了什么心灵指引？

第 16 天

精神练习：什么是对的？

至少每次要进行 1 小时，并记录一些感到愉悦的部分。那可以是一种想法、一种感觉或一种感受。也许你注意到一只鸟在啁啾，而你花了一点时间停下来感觉这愉快的声音；你完成工作上的任务，并且有意识地体会到那种成就感，借此你也注意到它所带给你的自我价值与快乐。记录下来你当下感受到的巨大平静，并享受它，让它降临在你身上吧。

这个练习有助于改变你的选择性注意（selective attention）（译注：人们在生活中面对许多刺激，大多数都会被筛选掉，剩下那些能引起注意的刺激物，便是选择性注意）。现在环顾房间的四周并对自己说："绿色、绿色、绿色。"尽管房里没有任何物品的颜色改变，而且房里绿色物品的数量也依然不变，但你的视线仍然可以找到在房间里所有绿色物品。

这与你的注意力选择有关。当你可以环顾四周并说出"绿色"时，这等同于你也能看清自己的生活并对自己说："什么是对的？什么是对的？什么是对的？"你可以通过选择性注意愉快或正面的事物，而非消极或不悦的事物，来改变你当下的主观感受。当你越懂得注意并欣赏生活中最微妙的美好经历，你就会获得更多更美好的经历……你也就越不容易感到悲伤，因为你不会再一直对自己说"我要 _____ 才会开心"。

没有一条能够抵达幸福的道路，幸福本身就是一条路。

12 分钟冥想练习：声音冥想

在接下来的 12 分钟里，放上一段令人振奋或舒缓的音乐。躺在你的床上或地板上，并且闭上双眼。

请用与过去完全不同的方式来聆听这段音乐。不要只是用你的耳朵聆听，或是在你半梦半醒的时候聆听，而是用你整个身体来聆听。

用你的皮肤来聆听，用你的骨头来聆听，用你的手指来聆听，用你的脚趾来聆听。

看看你是否能感觉到低音音符或歌词之间的空间，看看你是否能感觉到音符落在你皮肤上的真实感。

当日评估

今天感觉如何（心情），如果满分是 10 分的话可以得到几分？

1 2 3 4 5 6 7 8 9 10

今天的思维能力如何（专注度和注意力），如果满分是 10 分的话可以得到几分？

1 2 3 4 5 6 7 8 9 10

今天的活力程度如何，如果满分是 10 分的话可以得到几分？

1 2 3 4 5 6 7 8 9 10

寻求"什么是对的？"的过程会如何改变我这一天？这会如何帮助我对生活萌生更多的感激？这种声音的冥想会如何让我更能把握当下呢？如果我持续规律地执行这个方法，我的生活会有什么改变？我今天通过这些做法得到了什么心灵指引？

第 17 天

精神练习：一心一用

今天，找一件事情做，而且一次只能做一件事情。当你在洗碗时，集中你所有的注意力在手中的碗盘，并认真地清洗它们；当你在淋浴时，去感受每一滴落下的水珠。每天都要留意那些一直以来被你视为理所当然的事情。

当你从你的车走向公司时，就专心地走吧，全心全意地投入其中，并且检视那些你认为理所当然的事情，去感受拂过你脸颊的空气，以及照在你脸上的阳光。当你在开车时，就专心在开车上，留意那些你从没留意过的树和店家。当你在工作时，就专心工作吧，如果有一些事情试着使你分心，例如，做白日梦或心有挂碍，就暂时花点时间去处理它们，直到一切恢复正常，但请确实地处理它们，让自己真实地意识到自己正在处理。因为当我们在做白日梦时，很多时候甚至不会意识到自己正这么做！接着再回到你原本在做的事情上，并投入其中。

尝试看看一次只做一件事情会让你有什么感觉。

12 分钟冥想练习：克尔坦奎亚（Kirtan Kriya）

这种冥想对于保存记忆特别有效，甚至可以逆转记忆丧失。这是一种动态的冥想，在你进行冥想时需要你使用你的手指，以及你的歌声。

你要一遍又一遍地唱着"玛莉有只小绵羊（Mary had a little lamb）"，将"玛莉有只（Mar-y had a）……"换成"Sa，Ta，Na，Ma……"。

当你唱 Sa 时，大拇指压食指；

当你唱 Ta 时，大拇指压中指；

当你唱 Na 时，大拇指压无名指；

当你唱 Ma 时，大拇指压小指。

重复吟唱。节奏维持在一秒一个音，在唱完四个音节后吸一口气。

前两分钟以正常的声音吟唱。

接下来的两分钟左右，则以耳语的方式吟唱。

接下来的四分钟左右，对自己默默地唱。

接下来的两分钟左右，再以耳语的方式吟唱。

最后的两分钟左右，以正常的声音吟唱。

不必因为一定要准确地在两分钟或四分钟转换而紧盯着时钟不放。建议在冥想的过程中，让双眼一直维持闭合。如果你发现自己无法在12分钟结束前完成最后一个阶段，你也可以继续进行冥想或是停止冥想并调整你下次要练习冥想的时间。

当你决定用非宗教的方式来进行这个冥想，也能有助于改善你的记忆。但是如果你想让这个练习着重于心灵层面的话，你将获得更多平静与联结感。这种冥想在昆达利尼瑜伽（Kundalini Yoga）传统中已经被使用数千年之久了。"Sa"表示出生和生命的整体，"Ta"是生命，"Na"是死亡和意识的转变，"Ma"是重生和复活。去体会这种宇宙的神圣及其永恒的运移吧。

当日评估

今天感觉如何（心情），如果满分是10分的话可以得到几分？

1 2 3 4 5 6 7 8 9 10

今天的思维能力如何（专注度和注意力），如果满分是10分的话可以得到几分？

1 2 3 4 5 6 7 8 9 10

今天的活力程度如何，如果满分是10分的话可以得到几分？

1 2 3 4 5 6 7 8 9 10

如果我时常执行"一心一用"，我会有什么不同的感觉？例如，能减少多少混乱，获得多少平静。说到"一心一用"，如果我把这个冥想中的些许正念带进每一顿饭里，我所吃的每一餐会有什么改变呢？我该如何让这种感觉存在于我生活中的每一个行为？我今天通过这些方法得到了什么心灵指引？

第 18 天

精神练习：每日咒语

在我们面对这个世界时，总会不自觉地在心底对自己反复说着一些咒语，我们也因而通过咒语的角度去体会这个世界。如果我们受到委屈或被利用，那句咒语就会是"我被大家伤害了"。如果我们被抛弃了，那句咒语就可能是"大家都离开我了"。如果我们焦虑，那句咒语就可能是"我并不开心"。如果我们对自己感到沮丧或困顿，那句咒语可能就是"我不够好"或是"我有点不太对劲"。然而问题是，通过选择性注意，我们会在生活中找出那些咒语应验的证据。当我们要寻找能证实某些事情的证据时，不论那是好或是坏，我们通常都能找得到它。

今天，挑一句不一样的咒语吧。它可以是一句话或是短语。这里有些例子：

- "我没事。"
- "平静"
- "平常心"
- "耐心"
- "—"

- "我是讨人喜爱的。"
- "我是被爱的。"
- "适合我的人才会留下来。"
- "我很好。"
- "爱"

带着这些咒语过一天吧，看看它们在你的生活中会如何潜移默化影响你，看看这能如何改变你与同事甚至是陌生人的互动关系。这会为你的情绪带来什么影响？这又会如何影响你的想法？

12 分钟冥想练习：意识流

想象你自己坐在一条平静的河边，这条河代表心中的想法与感觉，在接下来的 12 分钟之内，你要花点时间去端视河里有什么东西。屏除所有思绪，不要试着去减缓或加快河水的流动，只要看着它就好。

当你身在其中时，留意你坐在河边和河流本身之间的差异。大多数时候，我们过于陷入在自己的想法和感觉中。我们会深信自己的想法和感觉，因而忘记我们自己是谁。其实，我们远比自己的想法还要大。"感觉"是飘忽不定的，它们是帮助指引我们生命的好帮手。但是我们也必须记得自己是谁，而不要被它们所捆绑住。

当我们跳进那条河时，就会被想法和感觉所拘束。当你发觉自己已经跳进河里时，请直接去寻找如何从河里离开的方法，并让自己回到河岸边。

在你感觉到你是你的一部分时，你会有一种平静感。这一部分的你会一直存在下去。这一部分的你也会与万物互相交流联结。

当日评估

今天感觉如何（心情），如果满分是 10 分的话可以得到几分？

1 2 3 4 5 6 7 8 9 10

今天的思维能力如何（专注度和注意力），如果满分是 10 分的话可以得到几分？

1 2 3 4 5 6 7 8 9 10

今天的活力程度如何，如果满分是 10 分的话可以得到几分？

1 2 3 4 5 6 7 8 9 10

如果我每天说出更多正面的咒语，我会有什么不同的感受？这个方法会如何改变我在这个世界的样子？若能借由我在此冥想中所学到的方法，使自己没有迷失自我，我的生活会有什么不同？如果我深知自己并不孤独而且是独一无二的，这会如何改变我对待自我想法和感觉的方式？如果我开始将它们视为一种指引而非束缚，这又能如何改变我的生活呢？今天通过这些练习我得到了什么心灵指引？

第 19 天

精神练习：随机行动

今天请随意做一件良善的事情，可以是一件大事，也可以是件很小的事。不要紧紧盯着你的手机不放，就从与人视线相交打招呼开始吧。因为你的存在会是你给他人的一个最棒的礼物，这会让他们知道：你在乎他们。

开门时，帮后方的人挡着门。发一封电子邮件、短信或是手写的小纸条给一位朋友，告诉他你有多欣赏他。申请加入某个志愿者组织。去赞美一位陌生人。在线捐款给慈善机构。为一位无家可归的人买一顿饭。经过公路收费站时帮你后面的那辆车付费。买一个礼物送给某个人。

12 分钟冥想练习：慈爱冥想

闭上双眼开始冥想。在接下来的 12 分钟之内，想象你的爱从你的心真实地向外释放，如同一颗鹅卵石落在湖中所激起的涟漪一般。

开始对自己说："希望我能快乐平静。"让你自己沐浴于你的爱，如果可以的话，你也可以把这份爱想象成一种颜色。

接着想象一个与你相当亲近的人。告诉你自己："希望这个人能快乐平静。"让他沐浴于你的爱和热情之中。

当这份爱持续向外放时，这就会包括所有你爱的人。请说："希望所有我爱的人能快乐平静。"这份来自你心中的爱就会继续成长。可视化它，看着它。

你的慈爱冥想会越来越壮大，甚至能包括那些与你争吵的人或是那些伤害你的人。想象着那些人，并说："希望他们能快乐平静。"请留意自己在尝试这种能量时的感觉，即便只有现在，也是你正在努力的事情。

最后，这种慈爱冥想会壮大并包括所有这个世界上的人。你会说：

"希望所有的人都能快乐平静。"

请稍坐片刻，并端视你心中的慈爱冥想能如何延伸到整个世界。坐着并感受你从这个练习中所获得的感觉。

当日评估

今天感觉如何（心情），如果满分是 10 分的话可以得到几分？

1 2 3 4 5 6 7 8 9 10

今天的思维能力如何（专注度和注意力），如果满分是 10 分的话可以得到几分？

1 2 3 4 5 6 7 8 9 10

今天的活力程度如何，如果满分是 10 分的话可以得到几分？

1 2 3 4 5 6 7 8 9 10

今天做出小小的善行会如何改变我的感觉？如果我继续找机会做出随机的善行，我的生活会有什么改变？若能借由我在此冥想中所学到的方法，使自己和他人沐浴在永恒的慈爱能量中，我的生活会有什么不同？今天通过这些练习我得到了什么心灵指引？

第 20 天

精神练习：感恩纸条

花点时间为一个真正感动你的人写一封真诚的信。那个人可以是目前在你生活中的人，也可以是你生命中的过客，或者是某个已过世的人。请以正面且具体的方式去写出这个人是如何改变你的，这些经历是如何塑造成现在的你的，并对这个人表达你最衷心的感激。

如果你愿意的话，你可以把这封信寄出去，或者保留下来当作一种深刻的提醒。

12 分钟冥想练习：自省 [根据圣依纳爵（ St. Ignatius ）的 "每日自省（ Daily Examen ）"]

这是少数能让你在一天的尾声进行的最佳冥想练习，所以试着在晚上就寝前规划一个 12 分钟的冥想时间。在这 12 分钟之内，我们会慢慢地让你与神交流，以及使其展现在你的生活中。闭上你的眼睛并开始把你的注意力从你的身体和理性层面脱离。当你进行这个冥想时，要协调感受你的心灵和灵魂。

第一，意识到有一个更高的自我，或是你心中的神。花几分钟的时间让自己处于这种深刻的意识。

第二，有意识地以感恩的心回顾你的一天。带着平静的微笑，在更高的自我或神的面前，回忆你一天所经历过的所有快乐。对所有你感受到的幸福抱以感恩。花上几分钟的时间，安静地沉浸于这种感恩的气氛。

第三，回顾你的情绪。反思你今天经历的感受，并找一个安静的地方问自己："我从这些情绪里学到了什么？"花一些时间安静地倾听这个问题的答案。

第四，挑一件今天印象最深刻的事情。问你自己："我从这件事情学到了什么？""下次我该怎么做会更好？"卸下自我意识的防卫，对你今天所有与人互动的关系上负起责任。

第五，为明天设定一个目标。这个目标可以是一句话或短语。让它住进你的心中，好让你明天能记得它。

当日评估

今天感觉如何（心情），如果满分是 10 分的话可以得到几分？

1 2 3 4 5 6 7 8 9 10

今天的思维能力如何（专注度和注意力），如果满分是 10 分的话可以得到几分？

1 2 3 4 5 6 7 8 9 10

今天的活力程度如何，如果满分是 10 分的话可以得到几分？

1 2 3 4 5 6 7 8 9 10

写一张"感恩纸条"能如何帮助我更心存感恩并且更了解自己？我如何让每天都能产生更多心灵上的能量？完成这个冥想可以如何帮助我改变我对自己与他人的感觉？在这个冥想过程中不断问自己这些问题会如何改变我的生活？今天通过这些练习我得到了什么心灵指引？

第21天

精神练习：生活故事

这次想象你的生活就是一部小说里的某个章节。你认为那个章节的篇名会是什么？

花点时间从旁观者的角度写下关于你自己的事。这个章节将需要你成为一位聪明、无所不知的作者，知悉所有生活困境的答案，并要你评论"这个主角"。既然你已经能预知未来，请预测"这个主角"即将获得什么快乐与回报。提出一个"这个主角"现在需要采取的建议，以及这个"人"如何将其用于自己的生活。

12 分钟冥想练习：成为理想中的自己

在这 12 分钟的想象中，首先花点时间去注意你今天所去的地方。带着对事物乐观与亲切的新思维，或许你会察觉到你比过去还要更平静一点、更强壮一点、更快乐一点。对此好好地赞美你自己吧。不带任何想法地看待你的思维与感觉。以着重于当下的态度来看待你现在所感受到的感觉。

此时此刻，允许自己到其他地方有一个短暂的旅行。想象你正漫步在你去过的最美丽的地方。你可以闻到身边的花香，听到远方传来大海平静的声音。一种幸福感和平静朝你席卷而来，此时此刻你会感觉到这里就是你应该在的地方。

前面一望无际，你可以看见一个人站在那里且沐浴在阳光下的身影。你似乎注定要与那个人相会。当你越来越靠近他时，你意识到那个人就是你自己。那是你最崇高、最理想的自我。当你与你自己面对面时，你们俩相觑而笑。

你意识到这个理想的自我有一些相当重要的事要告诉你，一些简单却又深刻的事情，所以你要仔细倾听。你意识到这正是此时此刻你应该听到的事情。不要只用你的耳朵去聆听，也要用你的心。

当你接受这个深刻的讯息时，你会注意到一些事情发生了。想象你就在那里，而你理想的自我化为一个人。在那一刻，你意识到你就是那个人。你理想的自我就是你自己。你已经很好了，而且你已经知道所有你想知道的答案了。

当你准备好之后，张开你的双眼。现在带着这个理想的自我和你一起生存在这世上。让它丰富你的思维、你说的每一句话，和你的一举一动。

当日评估

今天感觉如何（心情），如果满分是 10 分的话可以得到几分？

1 2 3 4 5 6 7 8 9 10

今天的思维能力如何（专注度和注意力），如果满分是 10 分的话可以得到几分？

1 2 3 4 5 6 7 8 9 10

今天的活力程度如何，如果满分是 10 分的话可以得到几分？

1 2 3 4 5 6 7 8 9 10

创作我的人生故事如何帮助我扩展我的视野？如何让我牢牢记住这个方法能塑造我的人生、目标和行动？如何应用我从理想的自我所获得的讯息？我该如何记住理想的自我会一直在我身边呢？今天通过这些练习我得到了什么心灵指引？

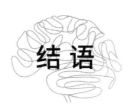

结 语

　　我真诚地希望各位通过阅读这本书可以在某种程度上改变你的生活。也许你所获得的知识会让你今晚与你另一半说话的样子有所不同，或是使你明天吃的晚饭有别于以往，也许 21 天计划已经帮助你增强你的能量了，也许你的心情已经好转了，也许你已经注意到你的脑雾随着你获得清醒感和新的动力之后开始消散，这将有助于你在人生中实现更远大的目标。

　　我希望你学习到的最重要的事情之一，就是你要拥有改变生活的力量——从今天到明天，从一个小小的决定到一个大转变，在你的想法和行为，在你的身体健康，在你的心理健康，在你的人际关系，以及在你的精神生活上。

　　我也希望你能重拾信心去维持你所做的正面改变。这或许不会一帆风顺，但其中所获得的回报绝对价有所值。请记住：不论你什么时候感到沮丧，你总会有机会去重新开始。如此一来，你就会活出你应得的生活。愿它充满决心、明确且快乐。

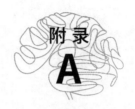

N-Back 游戏

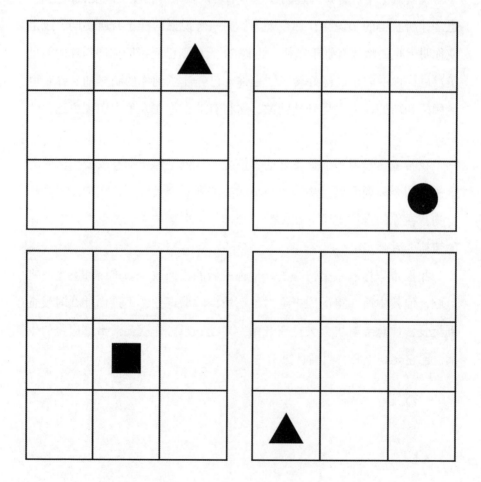

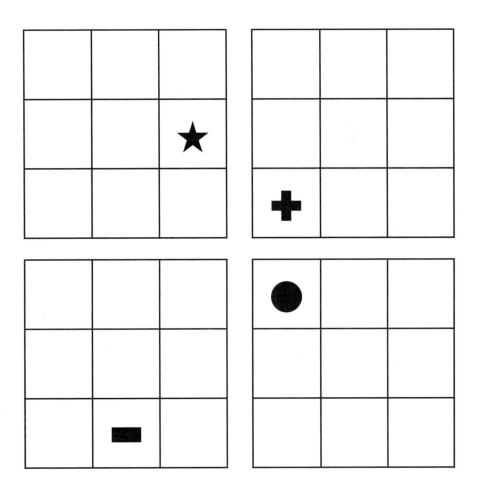

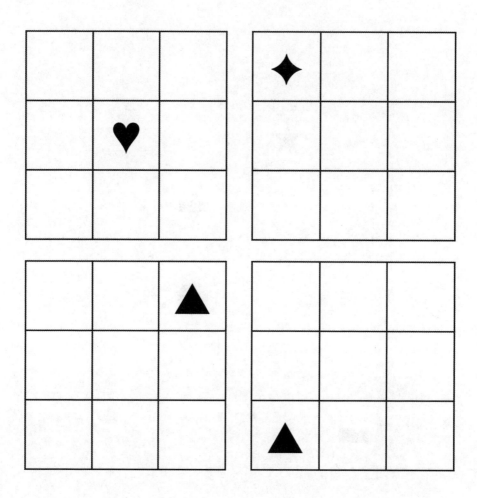

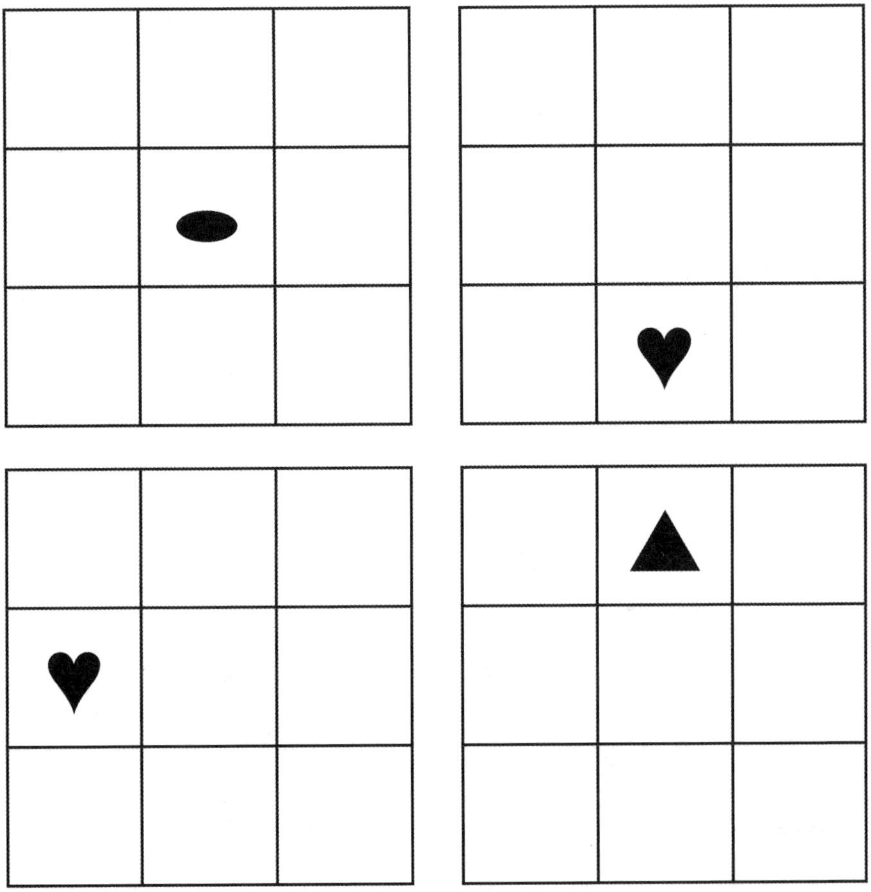

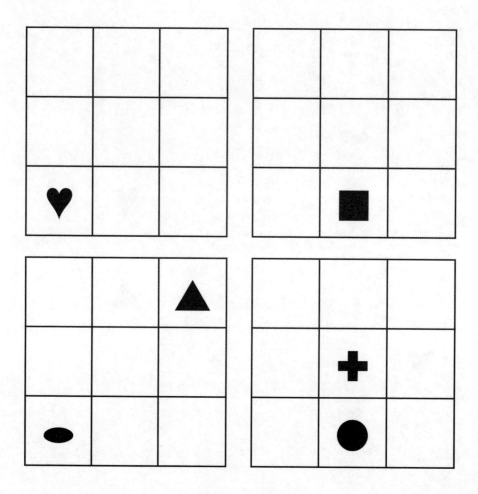

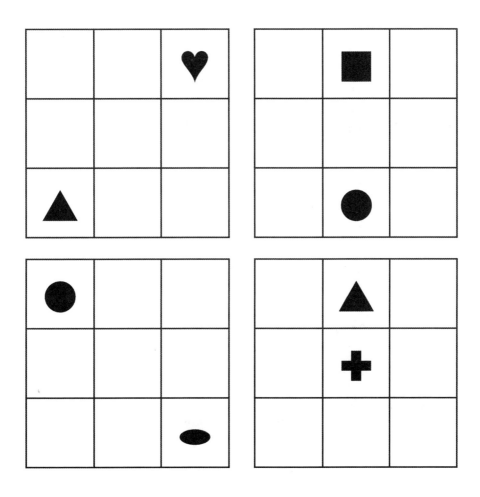

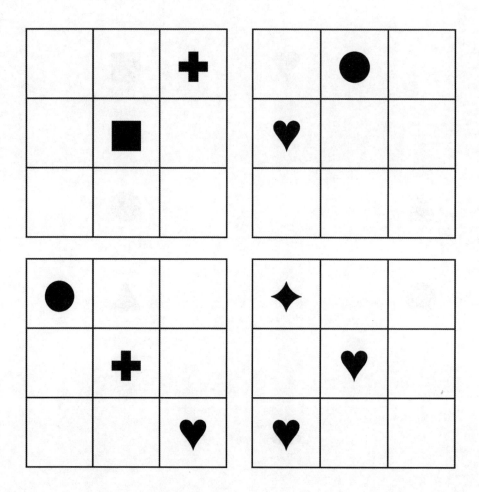

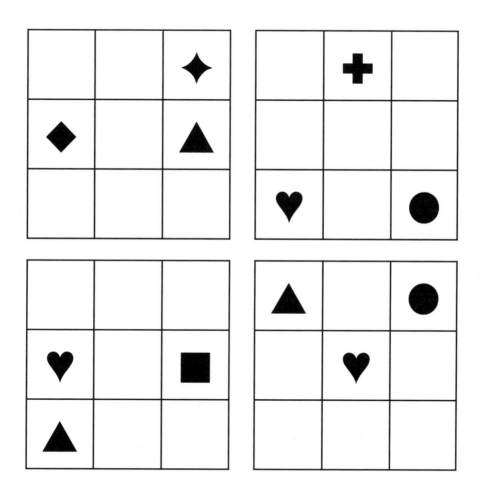

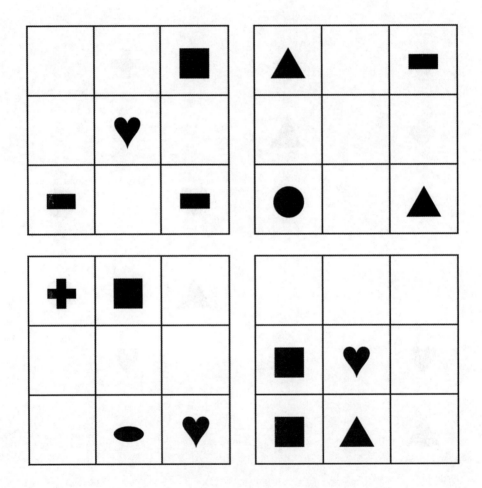

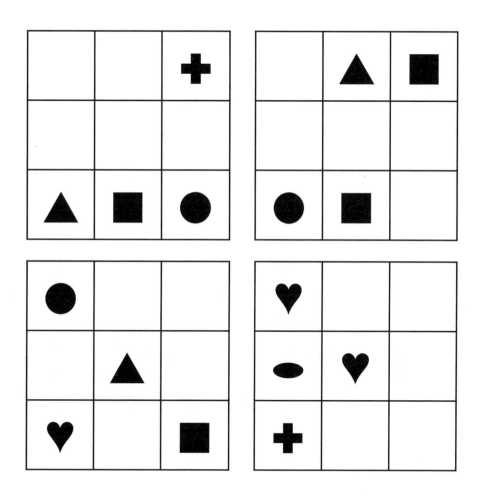

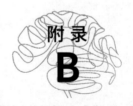

附 录
B

调理机、瓶子和一美元

通过食物改变你思考与感觉最简单、最实惠、最方便的方法是什么？用一台调理机、一个瓶子和一美元来改变你的饮食。许多便宜的"绿色"果汁都是使用让血糖飙升的苹果汁、葡萄汁和橙汁制成的，这不仅会造成脑雾，还会使你的体重攀升。市售的蔬菜汁也得花费 5 ～ 10 美元（甚至更多），并且它们大多都已经在榨汁的过程中去掉有营养价值的膳食纤维了。可以的话，请将蔬菜与带皮水果一起混合榨汁，让你能摄取到更多膳食纤维。

首先，准备一台你买得起的高级调理机。

其次，拿一个便携的瓶子，例如，广口球罐、一品脱（约 473 毫升）的密封罐，如果你想要装更大分量的话，也可以购买容量较大的罐子。享用一份这样的下午茶点心，可以帮助你远离那些薯片、面包和糖果棒。我也会制作两到三天量的冰沙或果汁，把它们装进罐子里保存。

最后，制作一份花费不到一美元的健康果汁。使用冷冻蔬果可以让你不必花太多钱。除了冷冻的有机菠菜和花椰菜之外，你甚至可以在乔氏超市（Trader Joe's）找到冷冻的羽衣甘蓝和朝鲜蓟。当然，新鲜蔬菜和水果也很棒！摄取一整瓶含有多种蔬果的果汁能让你轻松达到一天摄取七种蔬果（这是能让人每天都可以感到快乐的摄取量）的目标。

接下来所提供的食谱也会遵循本书所述之原则。

- 遵循 80/20 原则，保持血糖不飙升。制作冰沙时试着将水果的用量（不包含低糖、新鲜的柠檬或酸橙汁）限制在 20% 左右。尽量使用可带皮料理的水果，借以增加膳食纤维摄取量，此举有助于控制血糖飙升。剩下的 80% 应该使用蔬菜、柠檬、酸橙、草药、有机乳制品、杏仁奶、有机豆奶、蛋白粉、水和冰块。柠檬、酸橙、新鲜的姜和薄荷能神奇地掩盖住蔬菜偶尔会有的苦味。
- 为你的大脑优先选用那些能维持低血糖指数的水果：浆果。
- 包括抗炎食物和 ω-3 脂肪酸超级食物，如核桃、亚麻籽、亚麻籽油或奇亚籽。
- 包括抗炎的蔬菜和含有维生素的水果，可作为辅助因子帮助你的身体产生多巴胺和血清素。它们含有的膳食纤维还能延长你的饱腹感。一个完整的水果与有机乳制品的混合饮品可以提供缓慢且稳定的碳水化合物来源。
- 把所有食谱内容都制作一份。

每日健康大补汤 *

　　1 盎司冷水

　　1/2 茶匙姜黄

　　1/2 茶匙黑胡椒

　　柠檬汁（选用）

* 在制作这杯饮料时，虽然你可以把这些在杯子里直接混合，但我通常将新鲜的生姜、卡宴胡椒和冰块放进搅拌器制作。

日常饮品

　　1/4 杯冷冻芒果（替代品：1/2 个梨，1/2 个苹果或 1/2 杯菠萝）

　　1/4 杯长叶莴苣

　　1/4 杯羽衣甘蓝

　　1/4 杯菠菜

　　1/4 杯西兰花

　　1/4 杯球芽甘蓝

　　柠檬汁

　　3 枝薄荷

　　2 汤匙奇亚籽

　　一小片姜

　　2 杯水

　　1/2 杯冰

香蕉坚果无谷类奶昔

　　1/4 杯核桃

　　1 杯无糖香草杏仁奶（替代品：低脂有机牛奶或无糖有机豆浆）

　　1/2 根香蕉

　　1 杯冰

　　1 勺香草蛋白粉（选用）

　　少量肉桂

ABC 饮品

1/2 个苹果

1/2 杯甜菜

1 大根或 20 个迷你胡萝卜

一小片姜

1/2 茶匙姜黄

少量黑胡椒

1 杯水

樱桃香草奶昔

1/2 杯冷冻无糖樱桃

1 杯无糖香草杏仁牛奶

1 勺香草蛋白

1/2 杯冰

巧克力香蕉奶昔

1/4 杯核桃

1 杯无糖巧克力杏仁牛奶

1/2 根香蕉

1 杯冰

1 勺巧克力蛋白粉（选用）

蓝莓蛋白饮

1/2 杯冷冻蓝莓

1/2 杯羽衣甘蓝（替代品：菠菜）

1 勺香草蛋白粉（选用）

1 杯水

1 杯冰

加州冰沙

1/4 个鳄梨

1/2 杯长叶莴苣

2 汤匙亚麻籽

1 勺香草蛋白粉

1 杯无糖香草杏仁牛奶

1 杯冰

夏威夷冰沙

1/4 个木瓜

1/2 杯椰子汁

酸橙汁

1/2 杯水

1 杯冰

清凉饮料

1/3 束荷兰芹

3 小枝薄荷

1 杯长叶莴苣

1/2 个大黄瓜

1/2 个苹果（替代：1/2 个梨）

柠檬汁

1 杯水

1 杯冰

大力水手沙冰

1 杯菠菜

1/2 根香蕉

1 勺香草蛋白粉

1 杯水

1 杯冰

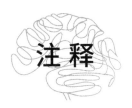

注 释

PART 1: 所有分散、混乱的状况
CHAPTER 1: "我就是感觉不像我自己了"

1.U.S. Department of Health and Human Services, "Mental Health: A Report of the Surgeon General." Rockville, MD: National Institutes of Health, 1999.

PART 2: 情绪与食物
CHAPTER 3: 碳水化合物: 血糖高低

1.Michel Lucas et al., "Inflammatory Dietary Pattern and Risk of Depression Among Women," *Brain Behavior and Immunity* 36 (February 2014): 46–53.

2.Brian E. Leonard, "Inflammation, Depression and Dementia: Are They Connected?" *Neurochemistry Research Journal* 32, no. 10 (October 2007): 1749– 56.

3.National Institute of Diabetes and Digestive and Kidney Diseases: Clinical Alert, "Diet and Exercise Dramatically Delay Type 2 Diabetes; Diabetes Medication Metformin Also Effective" (August 8, 2001): http://www.nlm.nih.gov/databases/alerts/diabetes01.html.

4.T. Ohara et al., "Glucose Tolerance Status and Risk of Dementia in the Community: The Hisayama Study," *Neurology* 77, no. 12 (September 20, 2011): 1126–34.

5.Giancarlo Logroscino, Jae Hee Kang, and Francine Grodstein, "Prospective Study of Type 2 Diabetes and Cognitive Decline in Women Aged 70–81 Years." *British Medical Jour-*

nal 328, no. 7439 (March 6, 2004): 548.

6.Suzanne M. de la Monte and Jack Wands, "Alzheimer's Disease Is Type 3 Diabetes—Evidence Reviewed," *Journal of Diabetes Science and Technology* 2, no. 6 (November 2008): 1101–13.

7.*Health Day,* "Lower Blood Sugar Levels May Aid Memory, Study Suggests," *US News and World Report* (October 23, 2013): http://health.usnews.com/health-news/news/articles/2013/10/23/lower-blood-sugar-levels-may-aid-memory-study-suggests.

8.Moyra E. Mortby et al., "High 'Normal' Blood Glucose Is Associated with Decreased Brain Volume and Cognitive Performance in the 60s: The PATH through Life Study," *Public Library of Science* 8, no. 9 (September 4, 2013): http://www.plosone.org/article/info%3Adoi%2F10.1371%2Fjournal. pone.0073697.

9.Paul K. Crane et al., "Glucose Levels and Risk of Dementia," *New England Journal of Medicine* 369 (August 8, 2013): 540–48.

10.James Salisi, "Hypertension and Dementia: Is There a Link?" MIMS Phillipines (April 2014): http://pub.mims.com/Philippines/topic/Medical-Tribune-PH/Hypertension-and-dementia-is-there-a-link?_s1=5H1vYZCNbIvxgSfg_K7Tacwwe7U1.

11.Alzheimer's Disease International Policy Brief, "The Global Impact of Dementia 2013–2050," Alzheimer's Disease International (December 2013): http://www.alz.co.uk/research/G8-policy-brief.

12.Ewan C. McKay, Thomas M. Fries, and Paul E. Gold, "Decreases in Rat Extracellular Hippocampal Glucose Concentration Associated with Cognitive Demand During a Spatial Task," *Proceedings of the National Academy of Sciences of the United States of America* 97, no. 6 (March 14, 2000): 2881–85.

13.Randall J. Kaplan et al., "Cognitive Performance Is Associated with Glucose Regulation in Healthy Elderly Persons and Can Be Enhanced with Glucose and Dietary Carbohydrates," *American Journal Clinical Nutrition* 72, no. 3 (September 2000): 825–36.

14.Young-In Kwon, Emmanouil Apostolidis, and Kalidas Shetty, "Inhibitory Potential of Wine and Tea Against A-Amylase and A-Glucosidase for Management of Hyperglycemia Linked to Type 2 Diabetes," *Journal of Food Biochemistry* 32, no. 1 (February 2008): 15–31.

15.Ibid.

CHAPTER 4: 膳食脂肪：优缺功过

1.Rosebud O. Roberts et al., "Relative Intake of Macronutrients Impacts Risk of Mild Cognitive Impairment or Dementia," *Journal of Alzheimer's Disease* 32, no. 2 (2012): 329–39.

2.Q. Li et al., "Docosahexaenoic Acid Changes Lipid Composition and Interleukin-2 Receptor Signaling in Membrane Rafts," *The Journal of Lipid Research* 46 (2005): 1904–13.

3.Goodarz Danaei et al., "The Preventable Causes of Death in the United States: Comparative Risk Assessment of Dietary, Lifestyle, and Metabolic Risk Factors," *PLOS Medicine* 6, no. 4 (April 28, 2009): http://www.plosmedicine.org/article/info%3A-doi%2F10.1371%2Fjournal.pmed.1000058.

4.L. S. Rallidis et al., "Dietary Alpha-Linolenic Acid Decreases C-Reactive Protein, Serum Amyloid A and Interleukin-6 in Dyslipidaemic Patients," *Atherosclerosis* 167, no. 2 (April 2003): 237–42.

5.Ernst J. Schaefer et al., "Plasma Phosphatidylcholine Docosahexaenoic Acid Content and Risk of Dementia and Alzheimer Disease: the Framingham Heart Study," *JAMA* 63, no. 11 (November 2006): 1545–50.

6.Rhian Edwards et al., "Omega-3 Polyunsaturated Fatty Acid Levels in the Diet and in Red Blood Cell Membranes of Depressed Patients," *Journal of Affective Disorders* 48, nos. 2–3 (March 1, 1998): 149–55; L. J. Stevens et al., "Essential Fatty Acid Metabolism in Boys with Attention-Deficit Hyperactivity Disorder," *American Journal of Clinical Nutrition* 62 (1995): 761–68.

7.Karen M. Silvers and Kate M. Scott, "Fish Consumption and Self-Reported Physical and Mental Health Status," *Public Health Nutrition* 5 (June 2002): 427–31.

8.M. B. Raeder et al., "Associations between Cod Liver Oil Use and Symptoms of Depression: The Hordaland Study," *Journal of Affective Disorders* 101 (August 2007): 245–49.

9.F. Lespérance et al., "The Efficacy of Omega-3 Supplementation for Major Depression: A Randomized Controlled Trial," *Journal of Clinical Psychiatry* 72, no. 8 (August 2011): 1054–62; Janice K. Kiecolt-Glaser et al., "Omega-3 Supplementation Lowers Inflammation and Anxiety in Medical Students: A Randomized Controlled Trial," *Brain Behavior and Immunity* 25, no. 8 (November 2011): 1725–34.

10.Boukje Maria van Gelder, Marja Tijhuis, and Daan Kalmijn, "Fish Consumption, N-3

Fatty Acids, and Subsequent 5-y Cognitive Decline in Elderly Men: the Zutphen Elderly Study," *American Journal of Clinical Nutrition* 85, no. 4 (April 2007): 1142–47; Greg M. Cole and Sally A. Frautschy, "Docosahexaenoic Acid Protects from Amyloid and Dendritic Pathology in an Alzheimer's Disease Mouse Model," *Nutrition and Health* 18, no. 3 (2006): 249–59.

11.David Benton, "Selenium Intake, Mood and Other Aspects of Psychological Functioning," *Nutritional Neuroscience* 5, no. 6 (December 2002): 363–74; N. Mokhber et al., "Effect of Supplementation with Selenium on Postpartum Depression: A Randomized Double-Blind Placebo-Controlled Trial," *Journal of Maternal-Fetal and Neonatal Medicine* 24, no. 1 (January 2011): 104–08.

12.Claudine Berr, Josiane Arnaud, and Tasnime N. Akbaraly, "Selenium and Cognitive Impairment: A Brief-Review Based on Results from the EVA Study," *Biofactors* 32, no. 2 (March 2012): 139–44.

13.K. L. Weaver et al., "The Content of Favorable and Unfavorable Polyunsaturated Fatty Acids Found in Commonly Eaten Fish," *Journal of the American Dietary Association* 108, no. 7 (July 2008): 1178–85.

14.Damian P. Wojcik et al., "Mercury Toxicity Presenting as Chronic Fatigue, Memory Impairment and Depression: Diagnosis, Treatment, Susceptibility, and Outcomes in a New Zealand General Practice Setting (1994–2006)," *Neuroendocrinology Letters* 27, no. 4 (August 2006): 415–23.

15.Gary J. Myers and Philip W. Davidson, "Does Methylmercury Have a Role in Causing Developmental Disabilities in Children?" *Environmental Health Perspectives* 108, Supplement 3 (June 2000): 413–20.

16.E. Oken et al., "Maternal Fish Consumption, Hair Mercury, and Infant Cognition in a U.S. Cohort," *Environmental Health Perspectives* 113, no. 10 (October 2005): 1376–80.

17.Dariush Mozaffarian and Eric B. Rimm, "Fish Intake, Contaminants, and Human Health: Evaluating the Risks and the Benefits," *JAMA* 297, no. 6 (February 14, 2007): 590.

18.Ousséni Ouédraogo and Marc Amyot, "Effects of Various Cooking Methods and Food Components on Bioaccessibility of Mercury from Fish," *Environmental Research* 111, no. 8 (November 2011): 1064–69.

19.Paul H. A. Steegmans et al., "Higher Prevalence of Depressive Symptoms in Middle-Aged Men with Low Serum Cholesterol Levels," *Psychosomatic Medicine* 62, no.

2 (March–April 2000): 205–11; Myriam Horsten et al., "Depressive Symptoms, Social Support, and Lipid Profile in Healthy Middle-Aged Women," *Psychosomatic Medicine* 59, no. 5 (May–June 1998): 521–28.

20.Claudine Berr et al., "Olive Oil and Cognition: Results from the Three-City Study," *Dementia and Geriatric Cognitive Disorders* 28, no. 4 (October 2009): 357–64.

21.C. Samieri et al., "Olive Oil Consumption, Plasma Oleic Acid, and Stroke Incidence: The Three-City Study," *Neurology* (June 2011): http://www.neurology.org/content/early/2011/06/15/WNL.0b013e318220abeb.abstract.

22.Nikolaos Scarmeas et al., "Mediterranean Diet and Mild Cognitive Impairment," *Archives of Neurology* 66, no. 2 (February 2009): 216–25.

23.Almudena Sánchez-Villegas et al., "Association of the Mediterranean Dietary Pattern with the Incidence of Depression: The Seguimiento Universidad de Navarra/University of Navarra Follow-up (SUN) Cohort," *MPH Archives of General Psychiatry* 66, no. 10 (October 2009): 1090–98.

24.Almudena Sánchez-Villegas et al., "Dietary Fat Intake and the Risk of Depression: The SUN Project," *PLOS One* (January 26, 2011): http://www.plosone.org/article/info%3Adoi%2F10.1371%2Fjournal.pone.0016268.

CHAPTER 5: 蛋白质：构成人体和大脑的基础

1.W. N. Jefferson et al., "Adverse Effects on Female Development and Reproduction in CD-1 Mice Following Neonatal Exposure to the Phytoestrogen Genistein at Environmentally Relevant Doses," *Biology of Reproduction* 73 no. 4 (October 1, 2005): 798–806.

2.Y. Toyohira et al., "Stimulatory Effects of the Soy Phytoestrogen Genistein on Noradrenaline Transporter and Serotonin Transporter Activity," *Molecular Nutrition and Food Research* 54, no. 4 (April 2010): 516–24; Maria Luisa Casini et al., "Psychological Assessment of the Effects of Treatment with Phytoestrogens on Postmenopausal Women: A Randomized, Double-Blind, Crossover, Placebo-Controlled Study," *Fertility and Sterility* 85, no. 4 (April 2006): 972–78.

3.J. Hellhammer et al., "Effects of Soy Lecithin Phosphatidic Acid and Phosphatidylserine Complex (PAS) on the Endocrine and Psychological Responses to Mental Stress," *Stress* 7, no. 2 (June 2004): 119–26.

4.Liqin Zhao and Roberta Diaz Brinton, "WHI and WHIMS Follow-up and Human Studies of Soy Isoflavones on Cognition," *Expert Review of Neurotherapeutics* 7, no. 11 (November 2007):1549–64.

5.Cynthia A. Daley et al., "A Review of Fatty Acid Profiles and Antioxidant Content in Grass-Fed and Grain-Fed Beef," *Nutrition Journal* 2010 (March 2010): http://www.nutritionj.com/content/9/1/10.

6.P. I. Ponte et al., "Restricting the Intake of a Cereal-Based Feed in Free-Range-Pastured Poultry: Effects on Performance and Meat Quality," *Poultry Science* 87, no. 10 (October 2008): 2032–42; P. I. Ponte et al., "Influence of Pasture Intake on the Fatty Acid Composition, and Cholesterol, Tocopherols, and Tocotrienols Content in Meat from Free-Range Broilers," *Poultry Science* 87, no. 1 (January 2008): 80–88; Angela Gabriella D'Alessandro et al., "How the Nutritional Value and Consumer Acceptability of Suckling Lambs Meat Is Affected by the Maternal Feeding System," *Small Ruminant Research* 106, no. 2 (February 2012) 83–91.

7.Mozaffarian and Rimm, "Fish Intake, Contaminants, and Human Health: Evaluating the Risks and the Benefits."

8.International Agency for Research on Cancer, "IARC Monographs on the Evaluation of the Carcinogenic Risk of Chemicals to Humans," 32 (1983); M. Gerhardsson de Verdier et al., "Meat, Cooking Methods and Colorectal Cancer: A Case-Referent Study in Stockholm," *International Journal of Cancer* 49, no. 4 (October 21, 1991): 520–25.

9.Rebecca J. Scharf, Ryan Demmer, and Mark DeBoer, "Longitudinal Evaluation of Milk Type Consumed and Weight Status in Preschoolers," *Archives of Disease in Childhood* 98 (March 2013): 335–40.

10.Liesbeth A. Smit et al., "Conjugated Linoleic Acid in Adipose Tissue and Risk of Myocardial Infarction," *American Journal of Clinical Nutrition* 92, no 1 (July 2010): 34–40.

11.Jeff Mulhollem, "Research Shows Eggs from Pastured Chickens May Be More Nutritious," *Penn State News* (July 10, 2010): http://news.psu.edu/story/166143/2010/07/20/research-shows-eggs-pastured-chickens-may-be-more-nutritious.

12.Marianne J. Engelhart et al., "Dietary Intake of Antioxidants and Risk of Alzheimer Disease," *Journal of the American Medical Association* 287 (June 26, 2002): 3223–29; Anthony E. Lang and Andres M. Lozano, "Parkinson's Disease. First of Two Parts," *New England Journal of Medicine* 339 (October 8, 1998): 111–14.

CHAPTER 6: 改良型地中海饮食

1.David G. Blanchflower et al., "Is Psychological Well-Being Linked to the Consumption of Fruit and Vegetables?" *Social Indicators Research* 114, no. 3 (December 2013): 785–801.

2.Undurti N. Das, "Folic Acid and Polyunsaturated Fatty Acids Improve Cognitive Function and Prevent Depression, Dementia, and Alzheimer's Disease—But How and Why?" *Prostaglandins, Leukotrienes and Essential Fatty Acids* 78, no. 1 (January 2008): 11–19.

3.Henry Silver, "Vitamin B12 Levels Are Low in Hospitalized Psychiatric Patients," *Israel Journal of Psychiatry and Related Sciences* 37, no. 1 (2000): 41–45.

4.Adit A. Ginde et al., "Demographic Differences and Trends of Vitamin D Insufficiency in the US Population, 1988–2004," *Archives of Internal Medicine* 169, no. 6 (2009): 626–32.

5. Rebecca E. S. Anglin et al., "Vitamin D Deficiency and Depression in Adults: Systematic Review and Meta-Analysis," *The British Journal of Psychiatry* 202 (2013): 100–7.

6.S. M. Seifert et al., "Health Effects of Energy Drinks on Children, Adolescents, and Young Adults," *Pediatrics* 127, no. 3 (March 2011): 511–28.

7.Michelle Castello, "Sweetened Drinks Linked to Depression in Older Adults," *CBS News* (January 10, 2013): www.cbsnews.com/news/sweetened-drinks-linked-to-depression-in-older-adults/.

8.Honor Whiteman, "Four Cups of Coffee a Day Linked to Early Death," *Medical News Today* (August 16, 2013): www.medicalnewstoday.com/articles/264778.php.

9.Marjo H. Eskelinen et al., "Midlife Coffee and Tea Drinking and the Risk of Late-Life Dementia: A Population-Based CAIDE Study," *Journal of Alzheimer's Disease* 16, no. 1 (2009): 85–91.

10.Edward J. Neafsey and Michael A Collins, "Moderate Alcohol Consumption and Cognitive Risk," *Neuropsychiatric Disease and Treatment* 7 (2011): 465–84.

11.A. Imhof et al., "Overall Alcohol Intake, Beer, Wine, and Systemic Markers of Inflammation in Western Europe: Results from Three MONICA Samples (Augsburg, Glasgow, Lille)," *European Heart Journal* 25, no. 23 (December 2004): 2092–2100.

12.John A. Ringman et al., "A Potential Role of the Curry Spice Curcumin in Alzheimer's Disease," *Current Alzheimer's Research* 2, no. 2 (April 2005): 131–36.

PART 3: 堵塞你大脑的东西
CHAPTER 7: 吃太多药

1.Centers for Disease Control and Prevention, "Emergency Department Visits Involving Nonmedical Use of Selected Prescription Drugs, United States, 2004–2008," *Morbidity and Mortality Weekly Report* 59, no. 23 (June 18, 2010): 705–9.

2.Malcolm H. Lader, M. Ron, and H. Petursson, "Computed Axial Brain Tomography in Long-Term Benzodiazepine Users," *Psychological Medicine* 14 (1984): 203–6.

3.Rajaa Lagnaoui et al., "Benzodiazepine Use and Risk of Dementia: A Nested Case-Control Study," *Journal of Clinical Epidemiology* 55, no. 3 (March 2002): 314–18.

4.P. R. Tata et al., "Lack of Cognitive Recovery Following Withdrawal from Long-Term Benzodiazepine Use," *Psychological Medicine* 24, no. 1 (1994): 203–13.

5.Melinda J. Barker et al., "Cognitive Effects of Long-Term Benzodiazepine Use: A Meta-Analysis," *CNS Drugs* 18, no. 1 (2004): 37–48.

6.R. Bruce Lydiard et al., "Emergence of Depressive Symptoms in Patients Receiving Alprazolam for Panic Disorder," *The American Journal of Psychiatry* 144, no. 5 (May 1987): 664–65.

7.E. Schweizer and K. Rickels, "Benzodiazepine Dependence and Withdrawal: A Review of the Syndrome and Its Clinical Management," *Acta Psychaitrica Scandinavica* 393 (1998): 95–101.

8.Isaac M. Marks et al., "The 'Efficacy' of Alprazolam in Panic Disorder and Agoraphobia: A Critique of Recent Reports," *Archives of General Psychiatry* 46, no. 7 (July 1989): 668–70.

9.World Health Organization, "The Global Burden of Disease: 2004 Update, Table A2: Burden of Disease in DALYs by Cause, Sex and Income Group in WHO Regions, Estimates for 2004," (Geneva, Switzerland: World Health Organization, 2008): 36.

10.John S. March et al., "The Treatment of Adolescents with Depression Study (TADS), Long Term Effectiveness and Safety Outcomes," *Archives of General Psychiatry* 64, no. 10 (October 2007): 1132–43.

11.H. M. Gonzalez et al., "Depression Care in the United States: Too Little for Too Few," *Archives of General Psychiatry* 67, no. 1 (January 2010): 37–46.

12.A. L. Montejo et al., "Incidence of Sexual Dysfunction Associated with Antidepressant

Agents: A Prospective Multicenter Study of 1022 Outpatients. Spanish Working Group for the Study of Psychotropic-Related Sexual Dysfunction," *The Journal of Clinical Psychiatry* 62, Supplement 3 (2002): 10–21.

13.Robert P. Vertes and Kathleen E. Eastman, "The Case Against Memory Consolidation in REM Sleep," *Behavioral and Brain Sciences* 23, no. 6 (2000): 867–76.

14.Jerome M. Siegel and Michael A. Rogawski, "A Function for REM sleep: Regulation of Noradrenergic Receptor Sensitivity," *Brain Research Review* 13 (1988): 213.

15.Robert J. Valuck, Heather D. Orton, and Anne M. Libby, "Antidepressant Discontinuation and Risk of Suicide Attempt," *The Journal of Clinical Psychiatry* 70, no. 8 (2009): 1069–77.

16.Lisa Cosgrove et al., "Antidepressants and Breast and Ovarian Cancer Risk: A Review of the Literature and Researchers' Financial Associations with Industry," *PLOS One* (April 6, 2011): http://www.plosone.org/article/info%3Adoi%2F10.1371%2Fjournal. pone.0018210.

17.C. M. Kelly et al., "Selective Serotonin Reuptake Inhibitors and Breast Cancer Mortality in Women Receiving Tamoxifen: A Population Based Cohort Study," *British Medical Journal* 2010 (February 8, 2010): 340.

18.J. W. Smoller et al., "Antidepressant Use and Risk of Incident Cardiovascular Morbidity and Mortality Among Postmenopausal Women in the Women's Health Initiative Study," *Archives of Internal Medicine* 169, no. 22 (2009): 2128–39.

19.Jordan W. Turner et al., "Selective Publication of Antidepressant Trials and Its Influence on Apparent Efficacy," *New England Journal of Medicine* 358 (2007): 252–60.

20.Irving Kirsch, *The Emperor's New Drugs: Exploding the Antidepressant Myth* (New York: Basic Books, 2010): 28.

21.Shima Jazayeri et al., "Comparison of Therapeutic Effects of Omega-3 Fatty Acid Eicosapentaenoic Acid and Fluoxetine, Separately and in Combination, in Major Depressive Disorder," *Australian and New Zealand Journal of Psychiatry* 42, no. 3 (2008): 192–98.

22.Mark Hamer et al., "Anti-depressant Medication Use and C-Reactive Protein: Results from Two Population-Based Studies," *Brain Behavior and Immunity* 25, no. 1 (January 2011): 168–73; Jennifer L. Warner-Schmidt et al., "Antidepressant Effects of Selective Serotonin Reuptake Inhibitors (SSRIs) Are Attenuated by Antiinflammatory Drugs in

Mice and Humans," *Proceedings of the National Academy of Sciences* 108, no. 22 (May 31, 2011): 9262–67.

23. Rajeev Krishnadas and Jonathan Cavanagh, "Depression: An Inflammatory Illness?" *Journal of Neurology, Neurosurgery, and Psychiatry* 83 (2012): 495–502.

24. Marie Kim Wium-Andersen et al., "Elevated C-Reactive Protein Levels, Psychological Distress, and Depression in 73,131 Individuals," *Journal of the American Medical Association Psychiatry* 70, no. 2 (2013): 176–84.

25. R. Dantzer et al., "From Inflammation to Sickness and Depression: When the Immune System Subjugates the Brain," *Nature Reviews Neuroscience* 9, no. 1 (January 2008): 46–56.

26. Stephen V. Faraone et al., "What Is the Prevalence of Adult ADHD? Results of a Population Screen of 966 Adults," *Journal of Attention Disorders* 9, no. 2 (2005): 384–91.

27. H. Hart et al., "Meta-analysis of Functional Magnetic Resonance Imaging Studies of Inhibition and Attention in Attention-deficit/Hyperactivity Disorder Exploring Task-Specific, Stimulant Medication, and Age Effects," *Journal of the American Medical Association Psychiatry* 70, no. 2 (2013): 185–98.

28. Alan Schwarz, "Drowned in a Sea of Prescriptions," *The New York Times* (February 2, 2013): http://www.nytimes.com/2013/02/03/us/concerns-about-adhd-practices-and-amphetamine-addiction.html.

29. S. J. Shoptaw et al., "Treatment for Amphetamine Withdrawal," *Cochrane Database of Systemic Reviews* 2 (April 15, 2009): CD003021.

30. Myriam Sollman et al., "Detection of Feigned ADHD in College Students," *Psychological Assessment* 22, no. 2 (June 2010): 325–35.

31. Sean Esteban McCabe et al., "Non-Medical Use of Prescription Stimulants Among US College Students: Prevalence and Correlates from a National Survey," *Addiction* 99 (2005): 96–106.

32. IMS Institute for Healthcare Informatics, "The Use of Medicines in the United States: Review of 2011," 42 (April 2012): https://www.imshealth.com/ims/Global/Content/Insights/IMS%20Institute%20for%20Healthcare%20Informatics/IHII_Medicines_in_U.S_Report_2011.pdf.

33. A. L. Culver et al., "Statin Use and Risk of Diabetes Mellitus in Postmenopausal Women in the Women's Health Initiative," *Archives of Internal Medicine* 172, no. 2 (2012): 144–52.

34.Ross Pelton et al., *Drug-Induced Nutrient Depletion Handbook* (Hudson, OH: Lexi-Comp, 2001).

35.Zeyan Liew et al., "Acetaminophen Use During Pregnancy, Behavioral Problems, and Hyperkinetic Disorders," *Journal of the Academy of the American Medical Association Pediatrics* 168, no. 4 (February 24, 2014): 313–20.

36.Randall Espinoza and Jürgen Unützer, "Diagnosis and Management of Late-life Depression," *UpToDate* (2013): http://www.uptodate.com/contents/diagnosis-and-management-of-late-life-depression#h1.

CHAPTER 8: 毒素负担

1.Philippe Grandjean and Philip Landrigan, "Neurobehavioural effects of developmental toxicity," *The Lancet Neurology* 13, no. 3 (March 2014): 330–38.

2."Manganese in Drinking Water: Study Suggests Adverse Effects on Children's Intellectual Abilities," Phys.org (September 20, 2010): http://phys.org/news204177632.html.

3.Benjamin J. Apelberg et al., "Cord Serum Concentrations of Perfluorooctane Sulfonate (PFOS) and Perfluorooctanoate (PFOA) in Relation to Weight and Size at Birth," *Environmental Health Perspectives* 115, no. 11 (November 2007): 1670–76.

4.Vaughn Barry, Andrea Winquist, and Kyle Steenland, "Perfluorooctanoic Acid (PFOA) Exposures and Incident Cancers Among Adults Living Near a Chemical Plant," *Environmental Health Perspectives* 121, no. 11–12 (November–December 2013): http://ehp.niehs.nih.gov/1306615/.

5.Haiyan Tong et al., "Omega-3 Fatty Acid Supplementation Appears to Attenuate Particulate Air Pollution-induced Cardiac Effects and Lipid Changes in Healthy Middle-aged Adults," *Environmental Health Perspectives* 120, no. 7 (2012): 952.

PART 4: 调整生活方式
CHAPTER 9: 我们过度久坐不动的生活

1.Brad Plumer, "Commuting in the US is Long and Hellish—But At Least It Isn't Getting Worse," *The Washington Post* (March 5, 2013): http://www.washingtonpost.com/blogs/wonkblog/wp/2013/03/05/commuting-in-the-u-s-is-long-and-hellish-but-at-least-it-hasnt-gotten-worse/.

2.R. C. Brownson et al., "Declining Rates of Physical Activity in the United States: What Are the Contributors?" *Annual Review of Public Health* 26 (2005):421–43.

3.Nielsen Company, Three Screen Report, Q1 2010: http://www.nielsen.com/us/en/insights/news/2010/what-consumers-watch-nielsens-q1-2010-three-screen-report.html.

4.Nielsen Company, TV usage trends: Q3 and Q4 2010: http://www.nielsen.com/content/dam/corporate/us/en/newswire/uploads/2011/03/State-of-the-Media-TV-Q3-Q4-2010.pdf.

5.Anders Grøntved and Frank B. Hu, "Television Viewing and Risk of Type 2 Diabetes, Cardiovascular Disease, and All-Cause Mortality," *JAMA* 305, no. 23 (June 15, 2011): 2448–55.

6.P. C. Hallal et al., "Global Physical Activity Levels: Surveillance Prospects, Pitfalls, and Progress," *The Lancet* 380, no. 9838 (July 2012): 247–57.

7.*Health Day* "Too Much Sitting After 60 May Lead to Disability, Study Says," UC San Diego Health System (February 19, 2014): http://myhealth.ucsd.edu/YourFamily/Men/NewsRecent/6,685016#sthash.hpews3JH.dpuf.

8.Bonnie Berkowitz and Patterson Clark, "The Health Hazards of Sitting," *Washington Post* (January 20, 2014): http://apps.washingtonpost.com/g/page/national/the-health-hazards-of-sitting/750/.

9.David W. Dunstan et al., "Breaking Up Prolonged Sitting Reduces Postprandial Glucose and Insulin Responses Diabetes Care," *Diabetes Care* (May 2012): 976–83.

10.Tatiana Y. Warren et al., "Sedentary Behaviors Increase Risk of Cardiovascular Disease Mortality in Men," *Medicine and Science in Sports and Exercise* 42, no. 5 (May 2010): 879–85.

11.Michael Babyak et al., "Exercise Treatment for Major Depression: Maintenance of Therapeutic Benefit at 10 Months," *Psychosomatic Medicine* 62, no. 5 (September–October 2000): 633–38.

12.K. I. Erickson et al., "Physical Activity Predicts Gray Matter Volume in Late Adulthood: The Cardiovascular Health Study," *Neurology* 75, no. 16 (October 13, 2010): 1415–22.

13.Robert D. Abbott et al., "Walking and Dementia in Physically Capable Elderly Men," *Journal of the American Medical Association* 292, no. 12 (September 22, 2004): 1447–53.

14.Joanna R. Erion et al., "Obesity Elicits Interleukin 1-mediated Deficits in Hippocampal

Synaptic Plasticity," *Journal of Neuroscience* 34, no. 7 (February 12, 2014): 2618–31.

15.Robert E. England, David R. Morgan, and John E. Pelissero, *Managing Urban America* (Thousand Oaks, CA: CQ Press, 2011).

16.Christine M. Hoehner et al., "Commuting Distance, Cardiorespiratory Fitness, and Metabolic Risk," *American Journal of Preventive Medicine* 42, no. 6 (June 2012): 571–78.

CHAPTER 10: 光、睡眠与科技

1.Carla S. Möller-Levet et al., "Effects of Insufficient Sleep on Circadian Rhythmicity and Expression Amplitude of the Human Blood Transcriptome," *Proceedings of the National Academy of Sciences of the United States of America* 110, no. 12 (2013): http://www.pnas.org/content/110/12/E1132.abstract.

2.Helen C. Thorne et al., "Daily and Seasonal Variation in the Spectral Composition of Light Exposure in Humans," *Chronobiology International* 26 (2009): 854–66.

3.Drew Dawson and Kathryn Reid, "Fatigue, Alcohol and Performance Impairment," *Nature* 388 (July 17, 1997): 235.

4.Hans P. A. Van Dongen et al., "The Cumulative Cost of Additional Wakefulness: Dose-Response Effects on Neurobehavioral Functions and Sleep Physiology from Chronic Sleep Restriction and Total Sleep Deprivation," *Sleep* 26, no. 2 (2003): 117–26.

5.Jason Varughese and Richard P. Allen, "Fatal Accidents Following Changes in Daylight Savings Time: The American Experience," *Sleep Medicine* 2, no. 1 (2001): 31–36.

6.Rupert Lanzenberger et al., "Cortisol Plasma Levels in Social Anxiety Disorder Patients Correlate with Serotonin-1A Receptor Binding in Limbic Brain Regions," *The International Journal of Neuropsychopharmacology* 13, no. 9 (2010): 1129–43.

7.Lulu Xie et al., "Sleep Drives Metabolite Clearance from the Adult Brain," *Science* 342, no. 6156 (October 18, 2013): 373–77.

8.Jae-Eun Kang et al., "Amyloid-Aβ Dynamics Are Regulated by Orexin and the Sleep-Wake Cycle," *Science* 326, no. 5955 (November 13, 2009): 1005–7.

9.Michele Bellesi et al., "Effects of Sleep and Wake on Oligodendrocytes and Their Precursors," *The Journal of Neuroscience* 33, no. 36 (September 4, 2013): 14288–300.

10.Kathryn J. Reid et al., "Timing and Intensity of Light Correlate with Body Weight in Adults," *PLOS One* (April 2, 2014): http://www.plosone.org/article/info%3A-doi%2F10.1371%2Fjournal.pone.0092251.

11.Thomas C. Erren, Russel J. Reiter, and Claus Piekarski, "Light, Timing of Biological Rhythms, and Chronodisruption in Man," *Naturwissenschaften* 90 (2003): 485–94.

12.Anthony Miller and Leslie Gaudette, "Breast Cancer in Circumpolar Inuit, 1969–1988," *Acta Oncologica* 35 (1996): 577–80; Orrenzo B. Snyder, Janet J. Kelly, and Anne P. Lanier, "Prostate Cancer in Alaskan Native Men, 1969–2003," *International Journal of Circumpolar Health* 65 (2006): 8–17.

13.Michael Karasek et al., "Serum Melatonin Circadian Profiles in Women Suffering from Cervical Cancer," *Journal of Pineal Research* 39 (2005): 73–76.

14.Francesco P. Cappuccio et al., "Sleep Duration and All-Cause Mortality: A Systematic Review and Meta-Analysis of Prospective Studies," *Sleep* 33, no. 5 (May 1, 2010): 585–92.

15.Harvey R. Colten and Bruce M. Altevogt, ed., *Sleep Disorders and Sleep Deprivation: An Unmet Public Health Problem* (Washington, DC: National Academies Press, 2006): 1.

16.Stephanie Saul, "Record Sales of Sleeping Pills are Causing Worries," *New York Times* (February 7, 2006): http://www.nytimes.com/2006/02/07/business/07sleep.html.

17.IMS Institute for Healthcare Informatics, "The Use of Medicines in the United States: Review of 2011," 42 (April 2012).

18.Saul, "Record Sales of Sleeping Pills are Causing Worries."

19.Heath Gilmore, "Sleeping Pill Safety under Federal Review," *Sydney Morning Herald* (March 11, 2007): http://www.smh.com.au/news/national/sleeping-pill-safety-under-federal-review/2007/03/10/1173478729115.html.

20."Kennedy's Crash Highlights Dangers of Ambien," *ABC News* (May 5, 2006): http://abcnews.go.com/Health/story?id=1927026.

21.L. Reidy et al., "The Incidence of Zolpidem Use in Suspected DUI Drivers in Miami-Dade Florida: A Comparative Study Using Immunalysis Zolpidem ELISA KIT and Gas Chromatography-Mass Spectrometry Screening," *Journal of Analytic Toxicology* 32, no. 8 (2008): 688–94.

22.Food and Drug Administration, "FDA Requires Lower Dosing of Zolpidem," *The Medical Letter on Drugs and Therapeutics* 55, no. 1408 (January 21, 2013): 5; Food and Drug Administration, "Risk of Next-Morning Impairment After Use of Insomnia Drugs;

FDA Requires Lower Recommended Doses for Certain Drugs Containing Zolpidem (Ambien, Ambien CR, Edluar, and Zolpimist)," *FDA Drug Safety Commission* (January 10, 2013): http://www.fda.gov/downloads/Drugs/DrugSafety/UCM335007.pdf.

23.Jennifer Glass et al., "Sedative Hypnotics in Older People with Insomnia: Meta-Analysis of Risks and Benefits," *British Medical Journal* 335 (November 17, 2005): 1169.

24.Substance Abuse and Mental Health Services Administration, "Emergency Department Visits for Adverse Reactions Involving the Medication Zolpidem," *The Dawn Report* (May 1, 2013): http://archive.samhsa.gov/data/2k13/DAWN079/sr079-Zolpidem.htm.

25.Daniel F. Kripke, Robert D. Langer, and Lawrence E. Kline, "Hypnotics' Association with Mortality or Cancer: A Matched Cohort Study," *British Medical Journal Open* (February 7, 2012): http://bmjopen.bmj.com/content/2/1/e000850.full.

26.Ian Parker, "The Big Sleep," *The New Yorker* (December 9, 2013): http://www.newyorker.com/magazine/2013/12/09/the-big-sleep-2.

27.Jui-HsiuTsai et al., "Zolpidem-Induced Amnesia and Somnambulism: Rare Occurrences?" *European Neuropsychopharmacology* 19, no. 1 (January 2009): 74–76.

28.P. Kintz, "Bioanalytical Procedures for Detection of Chemical Agents in Hair in the Case of Drug-Facilitated Crimes," *Analytical and Bioanalytical Chemistry* 388 no. 7 (August 2007): 1467–74.

29.Constantin R. Soldatos, Dimitris G. Dikeos, and Anne Whitehead, "Tolerance and Rebound Insomnia with Rapidly Eliminated Hypnotics: A Meta-analysis of Sleep Laboratory Studies," *International Clinical Psychopharmacology* 14, no. 5 (September 1999): 287–303.

30.M. T. Smith et al., "Comparative Meta-Analysis of Pharmacotherapy and Behavior Therapy for Persistent Insomnia," *American Journal of Psychiatry* 159, no. 1 (January 2002): 5–11.

31.Emilie Clay et al., "Contribution of Prolonged-Release Melatonin and Anti-Benzodiazepine Campaigns to the Reduction of Benzodiazepine and Z-drugs Consumption in Nine European Countries," *European Journal of Clinical Pharmacology* 69, no. 4 (April 2013): 1–10.

32.Damien Leger, Moshe Laudon, and Nava Zisapel, "Nocturnal 6-Sulfatoxymelatonin Excretion in Insomnia and Its Relation to the Response to Melatonin Replacement Therapy," *American Journal of Medicine* 116, no. 2 (January 15, 2004): 91–95.

33.Michel A. Paul et al., "Sleep-Inducing Pharmaceuticals: A Comparison of Melatonin, Zaleplon, Zopiclone, and Temazepam," *Aviation, Space, and Environmental Medicine* 75 (June 2004): 512–19.

34.Patrick Lemoine et al., "Prolonged-Release Melatonin Improves Sleep Quality and Morning Alertness in Insomnia Patients Aged 55 Years and Older and Has No Withdrawal Effects," *Sleep Research* 16, no. 4 (December 2007): 372–80.

35.Tracy Leigh Signal et al., "Scheduled Napping as a Countermeasure to Sleepiness in Air Traffic Controllers," *Journal of Sleep Research* 18, no. 1 (March 2009): 11–19.

CHAPTER 11: 数位分心

1.David Strayer, Frank Drews, and Dennis Crouch, "A Comparison of the Cell Phone Driver and the Drunk Driver," *Human Factors* 48, no. 2 (Summer 2006): 381–91.

2.Paul E. Dux et al., "Training Improves Multitasking Performance by Increasing the Speed of Information Processing in Human Prefrontal Cortex," *Neuron* 63, no. 1 (July 16, 2009): 127–38.

3.Joshua S. Rubinstein, David E. Meyer, and Jeffrey E. Evans, "Executive Control of Cognitive Processes in Task Switching," *Journal of Experimental Psychology: Human Perception and Performance* 27, no. 4 (August 2001): 763–97.

4.Eyal Ophir, Clifford Nass, and Anthony Wagner, "Cognitive Control in Media Multitaskers," *Proceedings of the National Academy of Sciences of the United States of America* 106, no. 37 (September 15, 2009): 15583–87.

5.Yi-Yuan Tang et al., "Short-Term Meditation Training Improves Attention and Self-Regulation," *Proceedings of the National Academy of Sciences* 104, no. 43 (October 23, 2007): 17152–56.

6.Anthony B. Newberg et al., "Meditation Effects on Cognitive Function and Cerebral Blood Flow in Subjects with Memory Loss: A Preliminary Study," *Journal of Alzheimers Disease* 20, no. 2 (2010): 517–26.

7.Tara C. Marshall, "Facebook Surveillance of Former Romantic Partners: Associations with PostBreakup Recovery and Personal Growth," *Cyberpsychology, Behavior, and Social Networking* 15, no. 10 (October 2012): 521–26.

8.Linda A. Henkel, "Point-and-Shoot Memories, The Influence of Taking Photos on Memory for a Museum Tour," *Psychological Science* (December 5, 2013): http://pss.sagepub.com/content/early/2013/12/04/0956797613504438.abstract.

9.Ethan Kross et al., "Facebook Use Predicts Declines in Subjective Well-Being in Young Adults," *PLOS One* (August 14, 2013): http://www.plosone.org/article/info%3A-doi%2F10.1371%2Fjournal.pone.0069841.

CHAPTER 12: 孤独的蔓延

1.John T. Cacioppo et al., "Loneliness as a Specific Risk Factor for Depressive Symptoms: Cross-sectional and Longitudinal Analyses," *Psychology and Aging* 21, no. 1 (March 2006): 140–51.

2.Jonathan Price, Victoria Cole, and Guy M. Goodwin, "Emotional Side Effects of Selective Serotonin Reuptake Inhibitors: Qualitative Study," *The British Journal of Psychiatry* 195 (2009): 211–17.

3.John T. Cacioppo and Louise C. Hawkley, "Perceived Social Isolation and Cognition," *Trends in Cognitive Sciences* 13, no. 10 (October 2009): 447–54.

4.Julianne Holt-Lunstad, Timothy B. Smith, and J. Bradley Layton, "Social Relationships and Mortality Risk: A Meta-analytic Review," *PLOS Medicine* (July 27, 2010): http://www.plosmedicine.org/article/info%3Adoi%2F10.1371%2Fjournal.pmed.1000316.

5.Patricia Sias and Heidi Bartoo, "Friendship, Social Support, and Health," *Low-Cost Approaches to Promote Physical and Mental Health: Theory, Research, and Practice* (New York: Springer Science + Business Media, 2007).

6.David Myers, "The Funds, Friends, and Faith of Happy People," *American Psychologist* 55, no. 1 (January 2000): 56–67.

7.S. Ebrahim et al., "Sexual Intercourse and Risk of Ischaemic Stroke and Coronary Heart Disease: The Caerphilly Study," *Journal of Epidemiology and Community Health* 56, no. 2 (February 2002): 99–102.

8.X. H. Hu et al., "Incidence and Duration of Side Effects and Those Rated as Bothersome with Selective Serotonin Reuptake Inhibitor Treatment for Depression: Patient Report Versus Physician Estimate," *Journal of Clinical Psychiatry* 65, no. 7 (July 2004): 959–65.

9.Benjamin Cornwell, Edward O. Laumann, and L. Philip Schumm, "The Social Connectedness of Older Adults: A National Profile," *American Sociological Review* 73, no. 2

(2008): 185–203.

10. Daniel W. Russell, "UCLA Loneliness Scale (Version 3): Reliability, Validity, and Factor Structure," *Journal of Personality Assessment* 66, no. 1 (February 1996): 20–40.

11. Miller McPherson, Lynn Smith-Lovin, and Matthew E. Brashears, "Social Isolation in America: Changes in Core Discussion Networks Over Two Decades," *American Sociological Review* 71, no. 3 (January 2006): 353–75.

12. Kross et al., "Facebook Use Predicts Declines in Subjective Well-Being in Young Adults."

13. Robert S. Wilson et al., "Loneliness and Risk of Alzheimer Disease," *JAMA Psychiatry* 64, no. 2 (February 2007): 234–40.

14. Alan J. Gow et al., "Social Support and Successful Aging: Investigating the Relationships Between Lifetime Cognitive Change and Life Satisfaction," *Journal of Individual Differences* 28 (2007): 103–15.

CHAPTER 13: 精神层面的渴求

1. Andrew Newberg et al., "Meditation Effects on Cognitive Function and Cerebral Blood Flow in Subjects with Memory Loss: A Preliminary Study," *Journal of Alzheimer's Disease* 20, no. 2 (2010): 517–26.

2. Linda Witek-Janusek et al., "Effect of Mindfulness Based Stress Reduction on Immune Function, Quality of Life and Coping in Women Newly Diagnosed with Early Stage Breast Cancer," *Brain, Behavior, and Immunity* 22, no. 6 (August 2008): 969–81; Anna M. Tacón et al., "Mindfulness Meditation, Anxiety Reduction, and Heart Disease: A Pilot Study," *Family and Community Health* 26, no. 1 (January-March 2003): 25–33; V. David Creswell et al., "Mindfulness Meditation Training Effects on CD4+T Lymphocytes in HIV-1 Infected Adults: A Small Randomized Controlled Trial," *Brain Behavior and Immunity* 23, no. 2 (February 2009): 184–88; Jason C. Ong, Shauna L. Shapiro, and Rachel Manber, "Combining Mindfulness Meditation with Cognitive-Behavior Therapy for Insomnia: A Treatment-Development Study," *Behavior Therapy* 39, no. 2 (June 2008): 171–82; Sarah Bowen et al., "Mindfulness Meditation and Substance Use in an Incarcerated Population," *Psychology of Addictive Behaviors* 20, no. 3 (September 2006): 343–47; Lidia Zylowska et al., "Mindfulness Meditation Training in Adults and Adolescents with ADHD: A Feasibility Study," *Journal of Attention Disorders* 11, no. 6 (May

2008): 737–46; Istvan Schreiner and James P. Malcolm, "The Benefits of Mindfulness Meditation: Changes in Emotional States of Depression, Anxiety, and Stress," *Behaviour Change* 25, no. 3 (September 2008): 156–68.

3.Thomas Juster, Frank Stafford, and Hiromi Ono, *Changing Times of American Youth: 1981–2003* (Ann Arbor, MI: University of Michigan Institute for Social Research, 2004): 1–15.

4.Rita Berto, "Exposure to Restorative Environments Helps Restore Attentional Capacity," *Journal of Environmental Psychology* 25, no. 3 (September 2005): 249–59.

5.Ruth Ann Atchley, David L. Strayer, and Paul Atchley, "Creativity in the Wild: Improving Creative Reasoning through Immersion in Natural Settings," *PLOS One* (December 12, 2012): http://www.plosone.org/article/info%3Adoi%2F10.1371%2Fjournal.pone.0051474.

PART 5: 特殊病例的特殊照顾
CHAPTER 14: 妈妈脑

1.Katharine Sharp, Peter M. Brindle, and Gillian M. Turner, "Memory Loss During Pregnancy," *British Journal of Obstetrics and Gynaecology* 100, no. 3 (March 1993): 209–15.

2.J. Galen Buckwalter et al., "Pregnancy, the Postpartum, and Steroid Hormones: Effects on Cognition and Mood," *Psychoneuroendocrinology* 24, no. 1 (July 1999): 69–84.

3.Pilyoung Kim et al., "The Plasticity of Human Maternal Brain: Longitudinal Changes in Brain Anatomy During the Early Postpartum Period," *Behavioral Neuroscience* 124, no. 5 (October 2010): 695–700.

4.Joseph R. Hibbeln et al., "Maternal Seafood Consumption in Pregnancy and Neurodevelopmental Outcomes in Childhood (ALSPAC Study): An Observational Cohort Study," *Lancet* 369, no. 9561 (February 17, 2007): 578–85.

5.Joseph R. Hibbeln, "Seafood Consumption, the DHA Content of Mothers' Milk and Prevalence Rates of Postpartum Depression: A Cross-National, Ecological Analysis," *Journal of Affective Disorders* 69, nos. 1–3 (May 2002): 15–29.

6.Angus Deaton and Arthur A. Stone, "Evaluative and Hedonic Wellbeing Among Those with and without Children at Home," *Proceedings of the National Academy of Sciences of the United States of America* 111, no. 4 (2014): 1328–33.

CHAPTER 15: 衰老的时刻

1.Archana Singh-Manoux et al., "Timing of Onset of Cognitive Decline: Results from Whitehall II Prospective Cohort Study," *British Medical Journal* 344 (January 5, 2012): http://www.bmj.com/content/344/bmj.d7622.

2.K. P. Riley et al., "Early Life Linguistic Ability, Late Life Cognitive Function, and Neuropathology: Findings from the Nun Study," *Neurobiology and Aging* 26, no. 3 (March 2005): 341–47.

3.Charles DeCarli, "Mild Cognitive Impairment: Prevalence, Prognosis, Aetiology, and Treatment," *Lancet Neurology* 2, no. 1 (January 2003): 15–21.

4.Elias Pavlopoulos et al., "Molecular Mechanism for Age-Related Memory Loss: The Histone-Binding Protein RbAp48," *Science Translational Medicine* 5, no. 200 (August 28, 2013): 200ra115.

5.Ellen Bialystok, Fergus I. M. Craik, and Morris Freedman, "Bilingualism as a Protection Against the Onset of Symptoms of Dementia," *Neuropsychologia* 45, no. 2 (January 28, 2007):459–64.

6.Joe Verghese et al., "Leisure Activities and the Risk of Dementia in the Elderly," *New England Journal of Medicine* 348 (June 19, 2003): 2508–16.

7.C. Fabrigoule et al., "Social and Leisure Activities and Risk of Dementia: A Prospective Longitudinal Study," *Journal of American Geriatric Society* 43, no. 5 (May 1995): 485–90.

8.J. Y. J. Wang et al., "Leisure Activity and Risk of Cognitive Impairment: The Chongqing Aging Study," *Neurology* 66, no. 6 (March 28, 2006): 911–13.

9.Ana C. Pereira et al., "An In Vivo Correlate of Exercise-Induced Neurogenesis in the Adult Dentate Gyrus," *Proceedings of the National Academy of Sciences* 104, no. 13 (March 27, 2007): 5638–43.

10.Robert D. Abbott et al., "Walking and Dementia in Physically Capable Elderly Men," *JAMA* 292, no. 12 (September 22, 2004): 1447–53.

11.Stanley J. Colcombe et al., "Aerobic Exercise Training Increases Brain Volume in Aging Humans," *Journal of Gerontology* 61A, no. 11 (November 2006): 1166–70.

12.K. I. Erickson et al., "Physical Activity Predicts Gray Matter Volume in Late Adulthood," *Neurology* 75, no. 16 Oct 19, 2010; 75(16): 1415–22.

13.R. A. Whitmer et al., "Central Obesity and Increased Risk of Dementia More than Three Decades Later," *Neurology* 71, no. 14 (September 30, 2008): 1057–64.

14.J. B. Deakin et al., "Paroxetine Does Not Improve Symptoms and Impairs Cognition Function in Frontotemporal Dementia: A Double-Blind Randomized Controlled Trial," *Psychopharmacology* 172 (2004): 400–8.

15.Susanne M. Jaeggi et al., "Improving Fluid Intelligence with Training on Working Memory," *Proceedings of the National Academy of Sciences* 105, no. 19 (May 13, 2008): http://www.pnas.org/content/early/2008/04/25/0801268105.abstract; Susanne M. Jaeggi et al., "The Relationship Between N-back Performance and Matrix Reasoning—Implications for Training and Transfer," *Intelligence* 38, no. 6 (November–December 2010): 625–35.

16.Martin Buschkuehl et al., "Impact of Working Memory Training on Memory Performance in Old-Old Adults," *Psychology of Aging* 23, no. 4 (December 2008): 743–53.

17.Nicolaos Scarmeas et al., "Mediterranean Diet and Mild Cognitive Impairment," *Archives of Neurology* 66, no. 2 (February 2009): 216–25.

18.Elizabeth E. Devore et al., "Dietary Intakes of Berries and Flavonoids in Relation to Cognitive Decline," *Annals of Neurology* 72, no. 1 (July 2012): 135–43.

19.J. A. Joseph et al., "Blueberry Supplementation Enhances Signaling and Prevents Behavioral Deficits in an Alzheimer Disease Model," *Nutritional Neuroscience* 6, no. 3 (June 2003): 153–62.

20.Rachel L. Galli et al., "Blueberry Supplemented Diet Reverses Age-Related Decline in Hippocampal HSP70 Neuroprotection," *Neurobiology of Aging* 27, no. 2 (February 2006): 344–50.

21.A. Veronica Witte et al., "Long-Chain Omega-3 Fatty Acids Improve Brain Function and Structure in Older Adults," *Cerebral Cortex* 24, no. 11 (November 2014): 3059–68.

22.Kathryn P. Riley et al., "Early Life Linguistic Ability, Late Life Cognitive Function, and Neuropathology: Findings from the Nun Study," *Neurobiology and Aging* 26, no. 3 (March 2005): 341–47; Rajesh Narendran et al., "Improved Working Memory but No Effect on Striatal Vesicular Monoamine Transporter Type 2 after Omega-3 Polyunsaturated Fatty Acid Supplementation," *PLOS One* (October 3, 2012): http://www.plosone.org/article/info%3Adoi%2F10.1371%2Fjournal.pone.0046832.

23.N. Sinn et al, "Effects of N-3 Fatty Acids, EPA v. DHA, on Depressive Symptoms, Quality of Life, Memory and Executive Function in Older Adults with Mild Cognitive Impairment: A 6-Month Randomised Controlled Trial," *The British Journal of Nutrition* 107, no. 11 (2012): 1682–93.

24. Laura Zhang et al., "Curcuminoids Enhance Amyloid-beta Uptake by Macrophages of Alzheimer's Disease Patients," *Journal of Alzheimers Disease* 10 (2006): 1–7.

25. Suzhen Dong et al., "Curcumin Enhances Neurogenesis and Cognition in Aged Rats: Implications for Transcriptional Interactions Related to Growth and Synatpic Plasticity," *PLOS One* 7, no. 2 (February 16, 2012): http://www.plosone.org/article/info%3A-doi%2F10.1371%2Fjournal.pone.0031211#pone-0031211-g006.

26. Ying Xu et al., "Curcumin Reverses Impaired Hippocampal Neurogenesis and Increases Serotonin Receptor 1A mRNA and Brain-Derived Neurotrophic Factor Expression in Chronically Stressed Rats," *Brain Research* 1162 (2007): 9–18.

27. Tze-Pin Ng et al., "Curry Consumption and Cognitive Function in the Elderly," *American Journal of Epidemiology* 164, no. 9 (2006): 898–906.

28. Shahin Akhondzadeh, "Saffron in the Treatment of Patients with Mild to Moderate Alzheimer's Disease: A 16-week, Randomized and Placebo-Controlled Trial," *Journal of Clinical Pharmacology and Therapeutics* 35, no. 5 (October 2010): 581–88.

29. M. Moss et al., "Aromas of Rosemary and Lavender Essential Oils Differentially Affect Cognition and Mood in Healthy Adults," *International Journal of Neuroscience* 113, no. 1 (January 2003): 15–38.

30. N. T. J. Tildesley et al., "Salvia Lavandulaefolia (Spanish Sage) Enhances Memory in Healthy Young Volunteers," *Pharmacology Biochemistry and Behavior* 75, no. 3 (June 2003): 669–74.